TOMOGRAFÍA COMPUTARIZADA

De la A a la Z

Eloy Calvo Pérez

Tomografía Computarizada: De la A a la Z
© Eloy Calvo Pérez
e-mail: eloycalvop@gmail.com
http://tecnicaradiologica-ecp.jimdo.com
Reservados todos los derechos a favor del autor.
© Fotografía de portada: Eloy Calvo Pérez.
ISBN: 9781520766225

A Elena y Miguel por su insistencia en confiar en mi capacidad.

Índice

PRÓLOGO

A lo largo de las dos últimas décadas la tecnología TC no ha detenido su desarrollo. Atrás quedan ya, además de los equipos convencionales o secuenciales, los tomógrafos helicoidales de un único corte. Hoy en día los equipos equipados con varias filas o coronas de detectores van sustituyendo poco a poco a los primeros equipos helicoidales y están presentes en la mayor parte de los Servicios de Diagnóstico por Imagen.

A ello hay que unir la aparición de Tomógrafos que utilizan otras fuentes de energía (*PET*, *SPECT*) y la posibilidad que ofrecen de trabajar conjuntamente con TC de rayos X.

Todos estos avances han supuesto la aparición de nuevos términos, muchos de ellos en lengua inglesa, y además términos distintos para expresar un mismo concepto, propiciado todo ello por los distintos fabricantes. Qué duda cabe que ello puede provocar confusión y malas interpretaciones entre los distintos profesionales sanitarios que utilizan esta técnica diagnóstica.

Es por ello que, con la ayuda de unos cuántos autores y entidades, las web de distintas casas comerciales y la legislación vigente en nuestro país en materia de protección radiológica, he elaborado este modesto "alfabeto tomográfico" con la esperanza de evitar o cuando menos minimizar dicha confusión. Siguiendo el modelo del *"Glosario de términos más usados en Tomografía Computarizada"* de Rodríguez, R.; Calzado, A., y Méndez, R. se ha incluido entre paréntesis el término o las siglas en inglés.

Debido a que el trabajo con radiaciones ionizantes comporta un riesgo para la salud de usuarios y trabajadores, he incluido también algunos términos básicos de Protección Radiológica tal y como figuran en la legislación española.

Guadalajara, Enero-Julio de 2016
Enero-Marzo de 2017

A

Accidente (*Accident*)
Todo suceso involuntario, incluidos los errores de operación, fallos de equipo u otros contratiempos que puede implicar, para una o más personas, recibir una dosis superior a los límites establecidos.

Adquisición de imagen (*Image acquisition*)
Desde el punto de vista de cómo pueden ser adquiridas las imágenes podríamos destacar dos tipos principales de adquisición, la convencional y la helicoidal.

Adquisición convencional (*Conventional acquisition*)
La podríamos denominar corte a corte. En ella la mesa se mueve en cada giro del tubo de 360° y se adquiere una imagen por cada giro.

Adquisición helicoidal (*Helical acquisition*)
Se la denomina, también volumétrica. En ella el tubo gira continuamente y, mientras lo hace, la mesa se desplaza por el interior del *gantry*. En este tipo de adquisiciones se obtiene un elevado número de imágenes lo que posibilita el trabajo con ellas después de la adquisición.

ALARA

Acrónimo de la expresión inglesa *As Low As Reasonably Achievable* (tan bajas como sea razonablemente posible). Se trata de una recomendación de la *ICRP* y hace referencia a que las exposiciones a radiaciones ionizantes se han de mantener tan bajas como sea razonablemente posible.

Algoritmo (*Algorithm*)

Conjunto ordenado y finito de operaciones que permite hallar la solución de un problema.

Algoritmo de reconstrucción (*Reconstruction algorithm*)

Procedimiento matemático usado para transformar los datos obtenidos, por los detectores, en una imagen. Se usan diferentes algoritmos para acentuar, realzar, mejorar o atenuar ciertos aspectos de los datos (*soft, standard, bone, edge, lung*).

Alta resolución (*High resolution*)

Es el término aplicado a la imagen de alta calidad y está basada en el número de píxeles (puntos) que conforman la imagen. Cuanto mayor sea el número de píxeles de la matriz, mayor resolución tendrá la imagen; es decir, mayor detalle.

Amperio (*Ampere*)

Unidad de intensidad de corriente eléctrica en el Sistema Internacional. Equivale a un culombio partido por segundo. Su símbolo es A.

Amplitud de ventana o ancho de ventana (*Window Width*)

Hace referencia al intervalo de los números TC o unidades Hounsfield existentes en la escala de grises seleccionada. Se representa por las letras WW.

Anchura del detector (*Width detector*)

Distancia entre las dos caras opuestas de un detector en el eje z.

Angio TC (*CT angiography*)

Modalidad diagnóstica que permite estudiar la anatomía y patología vascular y que va a evitar, en muchos casos, la utilización de técnicas más invasivas como la arteriografía.

Angiografía coronaria por TC (*CT coronary angiography*)

La angiografía coronaria por tomografía computada (ACTC) es un examen por imágenes del corazón que ayuda a determinar si la formación de placa ha producido el estrechamiento de las arterias coronarias (los vasos sanguíneos que irrigan el corazón) de un paciente. La exploración tiene lugar tras la introducción de contraste iodado por vía intravenosa.

Ángulo de adquisición (*Angle acquisition*)

Es el ángulo medido desde el comienzo de la adquisición de la información correspondiente al s*lice* (*Start-of-field*) hasta que concluye la adquisición (*End-of-field*). Su disminución supone una reducción tanto de la resolución de contraste como de la resolución espacial.

Ángulo del haz (*Fan angle*)

Ángulo que forman las líneas que van desde foco del tubo hasta los dos elementos más externos de la bandeja de detectores.

Anillos giratorios o deslizantes (*Slip ring technology*)

Dispositivos electromecánicos que conducen electricidad y señales eléctricas desde una superficie fija a una rotatoria. Sustituyen a los cables de alta tensión y son los que permiten la rotación continua del tubo de rayos X. Habitualmente suele haber tres anillos giratorios en el gantry: uno proporciona potencia de alto voltaje al tubo de rayos X; un segundo anillo proporciona potencia de bajo voltaje a los sistemas de control en el gantry, y un tercer anillo transfiere los datos digitales (señales eléctricas) desde la matriz detectora al ordenador.

Ánodo (*Anode*)

En el tubo de rayos X, electrodo positivo en el que se genera la radiación x cuando chocan y/o son frenados en él los electrones acelerados que se han producido en el cátodo del tubo de rayos X.

Apertura del gantry o carcasa (*Gantry opening*)

Diámetro del orificio del *gantry* a través del cual se desplaza la camilla del paciente durante la realización de un estudio.

Arco en el tubo de rayos X (*Arc x-ray tube*)

Filamento abierto. Se produce cuando, debido a una elevada temperatura del filamento del cátodo, los átomos de tungsteno se evaporan y se depositan en la carcasa metálica o de cristal interrumpiendo el equilibrio eléctrico del tubo de rayos X.

Artefacto (*Artifact*)

1. En lenguaje coloquial, cualquier elemento que aparezca en la imagen reconstruida y que no sea parte del objeto que ha sido escaneado.
2. Discrepancias sistemáticas entre los números TC de la imagen reconstruida y los coeficientes de atenuación del objeto. A consecuencia de ello aparecen en la imagen elementos que no están presentes en el objeto explorado. Pueden ser ocasionados por fallos del sistema, movimientos del paciente, efectos físicos como el endurecimiento del haz, uso de contrastes de alta atenuación o utilizados en alta concentración, etc.

Artefactos cinéticos (*Kinetic artifacts*)

Causados fundamentalmente por movimientos del paciente.

Artefactos de anillo (*Ring artifacts*)

Es propio de los tomógrafos de tercera generación y de los equipos helicoidales en los que los detectores son parte de un conjunto que rota alrededor del paciente en una posición fija con respecto al tubo de rayos X. Durante la rotación del sistema tubo-detectores, los rayos medidos por cualquier detector formarán una tangente alrededor de un círculo y desviaciones mínimas de los canales individuales del detector del nivel de calibración original pueden producir anillos o artefactos anulares parciales en la imagen. Cuanto más próximos estén dichos canales del centro del detector, mayores serán estos efectos. No siempre son visibles y su presencia obliga a una calibración de los detectores.

Artefactos de estrella (*Star artifacts*)

Sombras grises, de forma similar a las puntas de una estrella, que se extienden desde el centro en imágenes reconstruidas por retroproyección simple.

Artefactos de flujo (*Flow artifacts*)

Fenómeno de entrada de flujo. Artefacto provocado por la corriente de sangre con y sin contraste y que tiene su origen en el corto intervalo de tiempo entre el comienzo de la inyección y el inicio de la adquisición de los datos. La aparición más frecuente es a nivel de las venas axilar o subclavia en las TC de tórax con CIV.

Artefactos de haz cónico (*Cone beam artifacts*)

Rayas o multilíneas que pueden aparecer en estudios realizados con equipos multicorte debido a la elevada conicidad del haz de rayos y a la utilización de un factor de paso (*pitch*) elevado. A mayor número de detectores, mayor será el artefacto.

Artefactos de origen técnico (*Technical artifacts*)

Son debidos al propio sistema de adquisición de imágenes. El más conocido es el denominado artefacto en remolino o molino de viento.

Artefactos en molino de viento o en remolino (*Windmill artifacts*)

Se producen cuando varias filas de detectores se intersectan. Aumentan al aumentar el pitch.

Artefactos en escalera o en "cebra" (*Zebra artifacts*)

Se produce en las imágenes multiplanares, o 3D reformateadas, manifestándose en los bordes de la estructura estudiada como líneas superpuestas, semejantes a los peldaños de una escalera. Se genera por un excesivo grosor del corte (mucho ruido), que origina una inhomogeneidad a lo largo del eje Z. Disminuyen obteniendo cortes más finos.

Artefactos físicos (*Physical artifacts*)

Reciben este nombre los artefactos debidos al comportamiento del haz de rayos X al atravesar las estructuras corporales. Los más importantes son los artefactos por endurecimiento del haz, por volumen parcial y por submuestreo.

Artefactos por endurecimiento del haz (*Beam hardening*)

Artefacto que se observa en regiones anatómicas de alto contraste intrínseco cuando hay una gran atenuación del haz en una zona, como consecuencia de la presencia de hueso compacto u otros materiales muy absorbentes. Ello es debido a que cuando el haz de rayos atraviesa un tejido la energía media del mismo aumenta, como consecuencia de la absorción de los rayos X menos energéticos. Este endurecimiento del haz induce cambios en los valores de las unidades Hounsfield. Se va a mostrar como rayas hipodensas o áreas con densidad reducida de forma circular. Se corrige endureciendo previamente el haz mediante filtración y/o utilizando un software adecuado.

Artefactos por movimiento (*Motion artifacts*)

Se producen por movimientos del paciente (respiración, latidos cardíacos, temblor, excitación, nerviosismo, deglución, peristaltismo, etc.) y suelen aparecer en los estudios en los que es necesario mantener la respiración, especialmente en los estudios de tórax. Se aprecian como bandas blancas y negras intercaladas, manchas o lunares negros, pérdida de la resolución, desdoblamiento de los contornos de las diferentes estructuras o distorsión de la anatomía. Se solucionan reduciendo el tiempo de barrido, tranquilizando al paciente, empleando mecanismos de inmovilización, con sedación, etc. Los movimientos rítmicos involuntarios (latido cardiaco, respiración, espasmos, tics, etc.) pueden ser atenuados si se emplea la sincronización cardíaca o respiratoria.

Artefactos por submuestreo (*Undersampling*)

Se produce por información insuficiente para poder reconstruir la imagen. Se soluciona parcialmente reduciendo la colimación y la velocidad de rotación del tubo.

Artefactos por presencia de cuerpos metálicos (*Metal artifacts*)

Rayas o figuras en forma de estrella debidos a prótesis, dentaduras postizas, clavos, empastes dentales, clips quirúrgicos, etc, que al absorber los rayos X provocan perfiles de proyecciones incompletas con pérdida extrema de datos. Estos artefactos pueden ser reducidos en los equipos modernos, utilizando algoritmos de interpolación, pero representan, por el contrario, una gran limitación de los equipos convencionales e incluso de los equipos helicoidales monocorte.

Artefactos por proyección incompleta (*Incomplete projection artifacts*)

Aparecen cuando una parte del paciente se encuentra fuera del área de interés pero, igualmente, es escaneada. El ordenador, al no disponer de datos suficientes para reconstruir esa región, genera artificios o bandas espiculadas. Ocurre, por ejemplo, cuando se estudia el tórax o el abdomen superior y el paciente no puede elevar los brazos.

Artefactos por efecto del volumen parcial (*Partial volume effect*)

Se producen cuando una estructura no ocupa todo el grosor de un corte. Por ejemplo, cuando una sección incluye parte de un cuerpo vertebral y parte de un disco se producirá una mala definición de la anatomía. Esto ocurre igualmente si un órgano disminuye su tamaño dentro de un corte. Es la causa de la mala definición de los polos renales, de los límites de la vesícula o de la vejiga urinaria. Se evitan utilizando cortes más finos.

Artefactos por existencia de contraste (*Artifacts for remains of iodine*)

El contraste residual, ya sea en la mesa o en la parte interna del *gantry*, debido a su elevado número atómico modifica el coeficiente de atenuación del área en el que se encuentre y puede provocar artefactos en la imagen.

Artefactos por respiración (*Respiratory artifacts*)

Se trata de un tipo específico de artefactos por borrosidad cinética. Si el paciente respira, durante la adquisición de las imágenes, el movimiento diafragmático producirá borrosidad en las mismas con marcada disminución de su calidad. Se deben intentar evitar explicando al paciente, antes de comenzar la exploración, que es necesaria una respiración controlada e instruyéndole sobre la forma de llevarla a cabo.

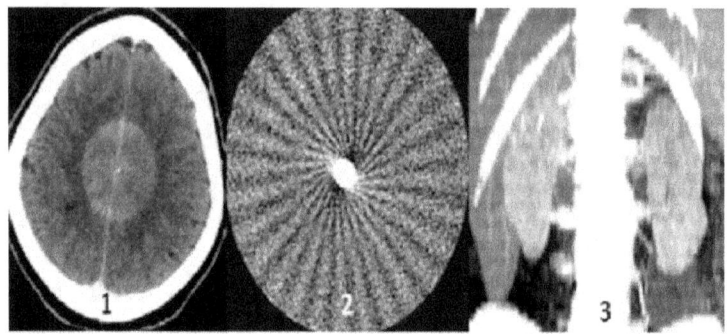

ARTEFACTOS.- 1. En anillo; 2. En remolino o molino de viento; 3. En escalera o cebra

ASIR = Adaptive Statistical Iterative Reconstruction
Modelo de reconstrucción iterativa estadística utilizado por algunos modelos de *General Electric.*

Atenuación (*Attenuation*)
Reducción de la intensidad del haz de rayos al pasar a través de la materia. Es la resultante de todos los tipos de interacción entre la radiación y la materia (absorción y dispersión).

,
Avance de la mesa (*Table feed*)
Movimiento de la mesa después de cada disparo.

B

Balance riesgo-beneficio (*Risk-benefit balance*)
Valoración que debería realizar el médico peticionario antes de prescribir cualquier exploración diagnóstica en la que el paciente corra el riesgo de sufrir algún efecto adverso.

Bandeja o fila de detectores (*Detector array*)
Dispositivo donde se encuentran todos los detectores ensamblados, incluido el espacio entre ellos, a lo largo de un arco o de un anillo centrado en el eje de rotación. En equipos multicorte hay varias filas adosadas, cuya anchura a lo largo del eje z en algunos equipos es uniforme y en otros es desigual.

Barrera o blindaje (*Barrier*)
Material que se interpone en el trayecto de la radiación para reducir la intensidad de la misma y en algunos casos eliminarla. Las barreras pueden ser primarias o secundarias.

Barrera primaria (*Primary barrier*)
Es la que se interpone entre el haz útil (radiación primaria) y un punto concreto.

Barrera secundaria (*Secondary barrier*)
La que se interpone entre la radiación de fuga y/o la radiación dispersa (radiación secundaria) y un punto determinado.

Bit = Binary digit
Dígito del sistema de numeración binario (0/1).

Bolo de contraste (*Contrast bolus*)
Volumen de contraste inyectado por medio de una embolada, en la mayoría de los casos con ayuda de una bomba de inyección.

Bomba de inyección (*Injector*)
Dispositivo que permite optimizar la administración del medio de contraste por vía endovenosa mediante el control del flujo de inyección y el volumen del medio de contraste. Dispone de un émbolo similar al de las jeringas convencionales que, presionado automáticamente, hace salir el contraste al exterior a través de una alargadera que se conecta al paciente.

Bremsstrahlung
Radiación de frenado. Radiación electromagnética (rayos X) producida cuando los electrones son frenados por los núcleos atómicos del ánodo.

Bucky
Rejilla antidifusora. Parrilla antidifusora. Dispositivo que, colocado entre el paciente y el receptor de imagen, absorbe gran parte de la radiación dispersa con lo cual se consigue mejorar la calidad de la imagen radiológica obtenida. Ayuda, por tanto, a aumentar el contraste, a reducir el velo y a aumentar el detalle.

C

Calibración (*Calibration*)
1. Procedimiento para ajustar la sensibilidad de los canales individuales de los detectores. Se usa para la corrección de datos de medición.
2. Conjunto de operaciones realizadas por laboratorios cualificados, mediante las que se pueden establecer la relación entre los valores indicados por un sistema de medida y los valores reales.

Calidad de imagen (*Image quality*)
Podemos definir la calidad de una imagen como la fidelidad con que las estructuras anatómicas son visualizadas en la misma.

Cámara de ionización (*Ionisation chamber*)
Detector de radiación basado en el principio de que cuando la radiación atraviesa un gas ioniza los átomos del mismo. Los iones producidos son recolectados en los electrodos, entre los que se ha establecido una diferencia de potencial, midiéndose la corriente generada. Dicha corriente será proporcional a la radiación que ha incidido sobre el gas de la cámara.

Cámara multiformato (*Multiformat camera*)
Cámara con formato de película segmentada seleccionable, que permite exposiciones de múltiples imágenes en una sola película.

Campo de exploración (*Scan field of view*)

Diámetro del círculo, dentro de la abertura del gantry, que es cubierto completamente por el haz de rayos X durante un examen y en el que se llevan a cabo las medidas de atenuación. Se representa como *SFOV*.

Campo de visión (*Field Of View*)

Es el diámetro máximo de la imagen reconstruida. El campo de visión (*FOV*) puede ser igual o menor que el campo de exploración.

Camilla (*Table*)

Es la mesa de exploración donde se posiciona al paciente. Está conectada al ordenador y al *gantry* y, gracias a su movilidad automática, permite realizar los barridos necesarios en cada estudio. Debe estar fabricada con un material de número atómico bajo para que absorba la menor cantidad de radiación antes de que ésta incida en los detectores.

Capa hemirreductora (*Half-value layer*)

Espesor de semirreducción. Espesor de un material que reduce o atenúa un 50% la intensidad de una radiación X (se puede aplicar, también, a la radiación gamma).

Carcasa (*Gantry*)

Cuerpo vertical de un equipo TC que presenta un orificio central por el que se introduce la camilla de exploración con el paciente. Contiene al menos el tubo de rayos X, los colimadores, la matriz de detectores, el generador de alta tensión y el sistema de adquisición de datos.

Cardio TC (*Cardiac CT*)

Técnica de TC no invasiva que aporta información sobre la presencia, ubicación y extensión de la placa calcificada en las arterias coronarias. Debido a que el calcio es un indicador de enfermedades coronarias arteriales (*EAC*), la cantidad de calcio detectada en una exploración de TC cardíaca es una útil herramienta diagnóstica.

Carga del tubo (*Charge X-ray tube*)

Producto de la intensidad de corriente del tubo (mA) por el tiempo de exposición (tiempo de rotación). Se expresa en mAs y la dosis de radiación es directamente proporcional a este producto. Se representa por la letra Q.

Cátodo (*Cathode*)

Electrodo negativo del tubo de rayos X que, por incandescencia, libera los electrones que una vez acelerados debido a la diferencia de potencial entre los dos electrodos chocarán o serán frenados en el ánodo y darán lugar a la formación de radiación X. La mayor parte de los tubos de rayos presentan un cátodo con dos filamentos de tamaños diferentes que proporcionan dos puntos focales. El punto focal de tamaño pequeño se asocia con el filamento menor y se emplea cuando se necesitan imágenes de alta resolución. El punto focal de tamaño grande se asocia con el filamento mayor y se emplea cuando se requieren técnicas que produzcan gran cantidad de calor.

Centro Nacional de Dosimetría (*National Center of Dosimetry*)

Unidad Técnica de Protección Radiológica autorizada por el Consejo de Seguridad Nuclear que realiza su función en las instalaciones de radiodiagnóstico de las instituciones sanitarias públicas de Castilla-La Mancha, la Rioja, Ceuta y Melilla. Es igualmente el mayor Servicio de Dosimetría Personal existente en España y uno de los mayores de Europa por su volumen de lecturas mensuales. Se le conoce por sus siglas C.N.D.

C.I.V. (*Intravenous contrast*)
Contraste intravenoso.

Coeficiente de atenuación lineal (*Linear attenuation coefficient*)
1. Indicador de la atenuación sufrida por una radiación electromagnética (X ó gamma) al atravesar la materia.
2. Reducción relativa de la intensidad de la radiación por unidad de longitud cuando un haz de fotones atraviesa un material absorbente. Para un haz de rayos X (policromático) el coeficiente de atenuación lineal se asocia con la energía efectiva del haz y depende de la densidad y número atómico del material.

Colimación del haz de rayos (*X-ray collimation*)
Limitación geométrica del perfil del haz de rayos en el eje z (longitudinal). Determina el grosor de corte total y el grosor de reconstrucción de cada uno de los cortes. Es sinónimo del espesor de adquisición programado para realizar el estudio. Se lleva a cabo utilizando un colimador prepaciente y un colimador postpaciente o predetector. La combinación de ambos colimadores asegura un grosor de corte constante del haz de rayos X sobre el detector.

Colimación postpaciente o predector (*Collimation predetector*)

Se la denomina también colimación de los detectores y su función es absorber la radiación dispersa, de forma similar a como lo hacen las parrillas antidifusoras en radiología convencional.

Colimación prepaciente (*Collimation prepatient*)

Emplea un colimador para conformar el haz de rayos X y es la que define el grosor del corte, el cual dependerá del tipo de equipo y marca comercial.

Colimador (*Collimator*)

Diafragma. Dispositivo para limitar o colimar el haz de radiación y seleccionar el campo de visión (*FOV*) al realizar un estudio radiográfico.

Colonografía TC (*CT colonography*)

Colonoscopia virtual. Exploración por TC con la que se obtienen imágenes interiores del recto y del colon mientras se introduce aire vía rectal. Se trata de una técnica no invasiva que sustituye a la exploración endoscópica del intestino grueso. Se utiliza, fundamentalmente, para descartar o confirmar la existencia de procesos tumorales y pólipos.

Consejo de Seguridad Nuclear (*Nuclear Safety Council*)

Único organismo español con competencias en materia de seguridad nuclear y protección radiológica. Su misión es proteger a los trabajadores, la población y el medio ambiente de los efectos nocivos de las radiaciones ionizantes, consiguiendo que las instalaciones nucleares y radiactivas sean operadas por los titulares de forma segura, y estableciendo las medidas de prevención y corrección necesarias para ello. Se le conoce, también, por sus siglas C.S.N.

Consentimiento Informado (*Informed consent*)

C.I. Consiste en una explicación, al paciente, de los beneficios y riesgos del procedimiento recomendado para seguidamente solicitarle su autorización para ser sometido al mismo. Normalmente se realiza por escrito y ha de ser firmado tanto por el paciente como por el facultativo responsable de la exploración. Es práctica habitual solicitar el C.I. en los estudios de Tomografía Computerizada en los que se introduzca un medio de contraste.

Contraste (*Contrast*)

Diferencia de atenuación de dos zonas muy próximas en la imagen. Puede expresarse en valores absolutos o relativos. Si se hace en valores relativos se toma como referencia la escala agua-aire (1000 UH).

Conversión analógico-digital (*Analog-digital conversión*)

CAD. Digitalización. Proceso de transformación de una señal analógica en una señal digital. Se realiza muestreando la señal a intervalos de tiempo definidos de antemano. Para ello se mide el voltaje de la señal cada cierto tiempo y los valores obtenidos en cada medición se representan como valores digitales (señales binarias).

Convertidor analógico-digital (*Analog-digital converter*)

Dispositivo que convierte una señal analógica o convencional en una señal digital.

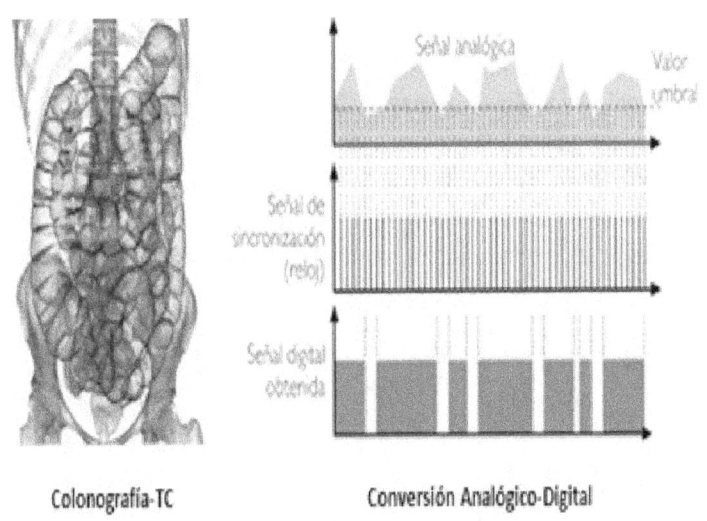

Colonografía-TC   Conversión Analógico-Digital

Convolución (*Convolution*)

Procedimiento para reconstruir la imagen TC que consiste en filtrar matemáticamente cada uno de los perfiles de atenuación con un filtro (kernel) y que consigue corregir la borrosidad inherente a la retroproyección simple.

Corte (*Slice*)

Cada imagen transversal del objeto estudiado. Se obtiene cuando un haz colimado de rayos X en forma de abanico atraviesa transversalmente al objeto, produciendo imágenes de la sección transversal (lo más habitual) o coronal del mismo.

Creatinina plasmática (*Plasma creatinine*)

La creatinina sérica es un residuo del metabolismo muscular. Su nivel en sangre, es el dato más objetivo y fiable para conocer la función renal del paciente. En estudios de TC con C.I.V. conviene conocer de antemano el valor del aclaramiento de creatina pues el contraste iodado se elimina por vía renal. No existe un nivel de creatinina sérica a partir del cual no se deba inyectar contraste yodado, ya que no siempre existe una correlación perfecta entre el nivel de creatinina y la filtración glomerular. Los expertos recomiendan calcular el aclaramiento de creatinina y valorar entonces el riesgo que supone la inyección de contraste frente a los beneficios de los resultados de la prueba. Si se siguen las recomendaciones de la Sociedad de Urorradiología Europea, el nivel de creatinina a partir del cual sólo se inyecta contraste en condiciones excepcionales es de 1,7 – 1,8.

Cristal semiconductor (*Semiconductor crystal*)

Cristal (sólido en el que los elementos que lo constituyen están unidos por enlaces covalentes) de germanio o silicio que a bajas temperaturas es aislante pero que a medida que se eleva la temperatura, o bien por la adicción de determinadas impurezas, se comporta como conductor.

Culombio (*Coulomb*)

Unidad de carga eléctrica (cantidad de electricidad) en el Sistema Internacional. Su símbolo es C.

D

DAS *(Data Acquisition System)*
Sistema de adquisición de datos. Muestrea la señal eléctrica enviada por los receptores y realiza la conversión analógica-digital para que el ordenador procese los datos.

Datos brutos *(Raw data)*
Datos sin procesar y que representan los valores aportados por los detectores como respuesta a la exposición del haz de rayos X. Procesados matemáticamente dan lugar a la imagen TC.

Delantal plomado *(Leaded protector)*
Pieza elaborada con materiales absorbentes de la radiación (plomo u otros materiales) que protege al operador durante la realización de una exploración con radiaciones ionizantes.

Desplazamiento de mesa *(Table movement)*
1. En TC convencional es la distancia recorrida por la mesa/camilla entre corte y corte.
2. En TC helicoidal es la distancia recorrida por la mesa durante una rotación de 360° del tubo de rayos X.

Detector *(Detector)*
Dispositivo destinado a detectar y cuantificar la radiación.

Detectores (*Detector array*)

Grupo de sensores, componentes del sistema de exploración, que miden la intensidad del haz de radiación X atenuada y la transforman en impulsos eléctricos (voltaje). Este voltaje es posteriormente convertido en datos digitales (Raw Data).

Detectores de estado sólido o detectores de centelleo (*Solid state detectors*)

Detectores compuestos de un cristal de centelleo (tugnstenato de cadmio, ioduro de cesio) acoplado a un fotodiodo de estado sólido (silicio, selenio, germanio). Cuando los rayos X inciden sobre el cristal, éste convierte la radiación en luz visible la cual provoca que el fotodiodo produzca una señal eléctrica proporcional a la radiación incidente. Tienen una eficiencia de detección (*DQE*) del 90%, el doble que los detectores de gas, lo que supone una disminución de la dosis que recibe el paciente.

Detectores de gas a presión (*Gas detectors*)

Compuestos de una cámara de ionización (*ionitation chamber*) con gas xenón a alta presión y un par de electrodos. El haz emergente ioniza el gas y los electrones desprendidos son atraídos hacia el electrodo positivo, generando una corriente eléctrica proporcional a la radiación absorbida por el detector.

Detrimento (*Detriment*)

Expresión matemática del daño que se puede producir en una exposición a radiaciones ionizantes.

Diagnóstico por Imagen (*Diagnostic imaging*)

Rama de la medicina en la que, utilizando diferentes agentes físicos y sus propiedades, se obtienen imágenes del interior del cuerpo humano con fines diagnósticos y/o terapéuticos. Incluye diferentes modalidades como la radiología, la resonancia magnética, los ultrasonidos, la medicina nuclear y la radioterapia.

DICOM = Digital Imaging Communication in Medicine

Comunicación de Imágenes Digitales en Medicina. Formato de imagen digital de alta calidad utilizado para la comunicación de imágenes en medicina. Es el estándar actual para intercambiar imágenes médicas.

Diferencia de potencial (*Potential difference*)

1. Tensión eléctrica.
2. Magnitud física que cuantifica la diferencia de potencial eléctrico entre dos puntos. En el tubo de rayos X se establece entre el cátodo y el ánodo.

Diodo (*Diode*)

Componente electrónico, con dos electrodos, que permite la circulación de la corriente eléctrica a través de él en un único sentido.

Disparo (*Exposure*)

En Radiodiagnóstico, acción de realizar una exposición con radiación X.

Dispersión (*Dispersion*)

Cambio de dirección que sufre la radiación X al interaccionar con la materia debida al Efecto Compton.

Distancia entre cortes (*Interslice distance*)

Es la distancia existente entre los márgenes de los cortes consecutivos. En TC convencional depende del desplazamiento de la mesa entre los cortes.

Distancia foco-eje (*Focus-axis distance*)

Distancia entre el foco del tubo de rayos X y el eje de rotación.

Dosificación del contraste (*Dosage contrast*)

Cálculo de la dosis de contraste a inyectar en función del peso corporal y de la sospecha diagnóstica.

Dosímetro (*Dosimeter*)

Dispositivo, instrumento o sistema que puede utilizarse para medir o evaluar la dosis absorbida o la dosis equivalente.

Dosímetro de puesto de trabajo (*Dosimeter of working place*)

Dosímetro de termoluminiscencia, calibrado en magnitudes de dosis equivalente personal, utilizado para la estimación y posterior asignación de dosis a los trabajadores de categoría B en el ámbito sanitario. Cada dosímetro estará asociado a un equipo de rayos X. Los trabajadores expuestos se lo colocarán en el momento de efectuar una exploración radiográfica. Requerirá o no la aplicación de factores de corrección por tiempos de permanencia.

Dosímetro individual (*Individual dosimeter*)

Detector de radiación que se utiliza para estimar de forma directa las dosis recibidas por una persona concreta. Se realiza con dosímetros de solapa y dosímetros de muñeca.

Dosímetro termoluminiscente (*Thermoluminescent dosimeter*)

Detector de radiación basado en la propiedad que poseen ciertos cristales (termoluminiscentes) de emitir luz cuando son irradiados. La luz emitida es proporcional a la cantidad de radiación que ha incidido sobre el detector.

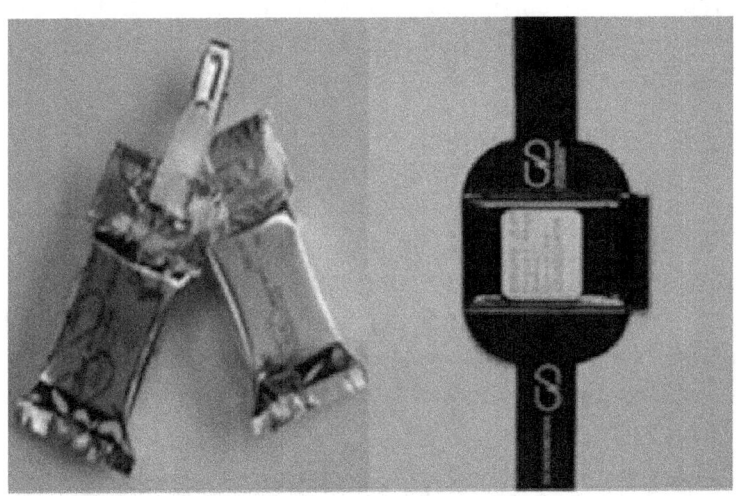

Dosímetros de Solapa   Dosímetro de muñeca

Dosis (*Dose*)

Cantidad de radiación recibida o absorbida por un material determinado.

Dosis absorbida (*Absorbed dose*)

Cantidad de energía cedida por la radiación ionizante a la materia por unidad de masa. Se representa por la letra D. En el Sistema Internacional la unidad es el Gray (Gy) que equivale a 1 Julio/Kg. Antiguamente la unidad que se utilizaba era el Rad (1 Gray = 100 Rad).

Dosis a la entrada del paciente (*Entrance surface dose = ESD*)

DSE. Dosis en la superficie de entrada al paciente. Dosis absorbida en el centro del haz en la superficie de entrada de la radiación en un paciente sometido a examen radiológico. Presenta valores distintos para cada región anatómica y se expresa en mGy.

Dosis efectiva (*Effective dose*)

Magnitud que se usa para caracterizar el riesgo biológico asociado a una exploración con radiaciones ionizantes. Se define como la suma de las dosis equivalentes ponderadas en todos los tejidos y órganos del cuerpo, teniendo en cuenta la radiosensibilidad de los mismos. Se representa por la letra E. En el Sistema Internacional la unidad es el Sievert (Sv).

Dosis equivalente (*Equivalent dose*)

Producto de la dosis absorbida por factores modificantes que tienen en cuenta las características de cada tipo de radiación. La unidad de dosis equivalente en el Sistema Internacional es el Sievert (Sv). Se representa por la letra H.

Dosis media en cortes múltiples (*Multiple slices average dose = MSAD*)

Dosis media (D) en el corte central de una serie de cortes sucesivos de determinado espesor y con una distancia constante entre los cortes sucesivos.

Dosis órgano (*Organ dose*)

Magnitud que se define como la energía absorbida en un órgano particular del cuerpo humano dividida por la masa del órgano. Se expresa en sievert (Sv).

Dosis umbral (*Threshold dose*)

Valor que una vez superado provoca la aparición de un determinado efecto biológico.

E

Efecto biológico (*Biological effect*)

Daño o alteración producido, directa o indirectamente, por la radiación (ionizante o no ionizante) en el tejido biológico cuando ésta incide sobre él o cuando el tejido absorbe toda o parte de la energía de dicha radiación.

Efectos biológicos estocásticos *(Stochastic biological effects)*

Efectos biológicos probabilísticos. Son los que presentan una relación dosis-efecto de naturaleza probabilística. No presentan dosis umbral, la probabilidad depende de la dosis y la gravedad es independiente de ésta.

Efectos biológicos no estocásticos *(No stochastic biological effects)*

Efectos biológicos deterministas. Son los que se caracterizan por una relación directa entre la dosis y el efecto. Se manifiestan cuando la dosis recibida supera un determinado valor o dosis umbral. Su gravedad depende de la dosis recibida.

Efecto Compton *(Compton effect)*

Consiste en el aumento de la longitud de onda de un fotón de rayos X cuando choca con un electrón libre y pierde parte de su energía. En la interacción el fotón cambia de dirección (dispersión). Este efecto es el responsable de la radiación dispersa.

Efecto de volumen parcial *(Partial volume effect)*

Se produce cuando dos o más áreas de diferente atenuación están incluidas en el mismo vóxel, lo que hace que el número TC del píxel asociado sea incorrecto enmascarándose los coeficientes de atenuación de cada una de esas estructuras. El efecto disminuye cuando se reduce el espesor de corte. Se considera un artefacto.

Efecto fotoeléctrico *(Photoelectric effect)*

Consiste en la emisión de electrones por parte de un material al impactar sobre él fotones de radiación electromagnética (rayos X, radiación gamma). En el choque, la energía del fotón incidente es absorbida por lo cual este fenómeno es el responsable de la atenuación del haz de rayos X.

Eficiencia de absorción (*Detective quantum efficiency*)

Eficiencia de detección cuántica. Se refiere al número de fotones absorbidos por el detector y está determinado por el número atómico, la densidad, el tamaño y el ancho de la cara del detector. Expresada en porcentaje, representa la proporción entre el número de fotones que son absorbidos por el detector y el número de fotones que inciden en él. Se la conoce con las siglas *DQE*.

Eficiencia de captura (*Capture efficiency*)

Se refiere a la eficiencia con la que el detector puede captar los fotones transmitidos por el paciente. Está determinada por el área de la cara del detector por donde inciden los fotones transmitidos y por la distancia entre detectores adyacentes.

Eje de rotación/Eje Z (*Axis of rotation*)

Línea que une los centros de los círculos descritos por el tubo y los detectores cuando giran alrededor del paciente durante una exploración.

Electrón-voltio (*Electron-volt*)

Unidad de energía que corresponde a la energía cinética adquirida por un electrón cuando se le acelera con una diferencia de potencial de 1 voltio. Se representa por eV (1 eV = 1.6×10^{-19} J).

Endurecimiento del haz (*Beam hardening*)
Proceso consistente en eliminar del haz de radiación la porción más blanda del espectro por medio de filtros.

Energía (*Energy*)
Magnitud física que expresa la capacidad de un sistema para producir trabajo y calor. Su unidad en el Sistema Internacional es el Julio (1 eV = 1,6 x 10-19 Julio). Según la forma o el sistema físico en que se manifiesta puede ser electromagnética, térmica, eléctrica, luminosa, mecánica, química, nuclear, etc.

Enterografía TC (*CT enterography*)
La enterografía por TC es un tipo especial de tomografía computerizada en la que se obtienen imágenes de alta resolución del intestino delgado y de otras estructuras del abdomen y de la pelvis. Requiere la utilización tanto de contraste oral como de contraste intravenoso. Se utiliza a menudo para identificar y ubicar problemas dentro del intestino, tales como inflamación, sangrado, obstrucciones y enfermedad de *Crohn.*

Entrada del paciente (*Patient entry*)
Forma en la que es introducido el paciente a través del orificio del *gantry.* Dependerá de las posibilidades técnicas del equipo. Hay dos posibilidades: primero la cabeza (*head first*) o primero los pies (*feet first*).

Equipo de rayos X (*X-ray equipment*)
Equipo eléctrico que comprende un generador de rayos X y uno o más tubos de rayos X.

Equipo de RMN (*Magnetic resonance imaging equipment*)

Tomógrafo en el que un campo magnético muy intenso y la emisión de pulsos de radiofrecuencia permiten obtener imágenes seccionales, de forma directa, en las tres direcciones del espacio.

Escala de grises (*Grayscale*)

Niveles de gris que pueden representarse en una imagen digital. Las imágenes TC permiten representar 4096 niveles de gris. A cada número TC o Unidad Hounsfield (desde -1024 HU hasta +3071 HU) le corresponde un valor de gris.

Escala de Unidades Hounsfield (*Scale Hounsfield units*)

Escala numérica que agrupa a los distintos tejidos en función de sus respectivos coeficientes de atenuación lineal. Comprende desde el valor -1000 UH (aire) al valor +1000 UH (hueso). En la parte central de la escala se encuentra el agua, a la que Hounsfield otorgó el valor 0 UH. Los valores más bajos aparecerán hipointensos en la imagen mientras que los más altos se mostrarán hiperintensos.

Tejido	Valor de Intensidad [HU]
Hueso	1000
Hígado	40-60
Materia blanca del cerebro	46
Materia gris del cerebro	43
Sangre	40
Músculo	10-40
Riñón	30
Fluido cerebroespinal	15
Agua	0
Grasa	-50 - 100
Aire	-1000

Escala de Unidades Hounsfield

Escáner (*Scanner*)

Denominación utilizada en medicina para referirse a los equipos computarizados que se utilizan para obtener imágenes seccionales del cuerpo humano (TC, RM, PET, etc).

Escáneres de "paso y disparo" (*Sequential scanners*)

Uno de los nombres con que se conoce a los equipos (1^a, 2^a, 3^a y 4ª generación) que antecedieron a los TC helicoidales.

Escanograma (*Scout*)

Topograma.

Espectro continuo (*Continuous spectrum*)

Mezcla de fotones de rayos X cuyas energías aumentan de forma continua. Es propio de la radiación de frenado emitida en el tubo de Rayos X.

Espectro discreto (*Discrete spectrum*)

Distribución de fotones de rayos X que poseen una energía concreta. Es propio de la radiación característica emitida en el tubo de Rayos X. Estos fotones se superponen al espectro continuo dando lugar al espectro de rayos X (espectro discreto más espectro continuo).

Espectro electromagnético (*Electromagnetic spectrum*)

Distribución de las radiaciones electromagnéticas en función de su frecuencia/energía y su longitud de onda. La más conocida es la luz visible. Sin embargo, la radiación electromagnética incluye, además las ondas de radio, los microondas, los infrarrojos, la radiación ultravioleta, los rayos X, la radiación gamma y los rayos cósmicos.

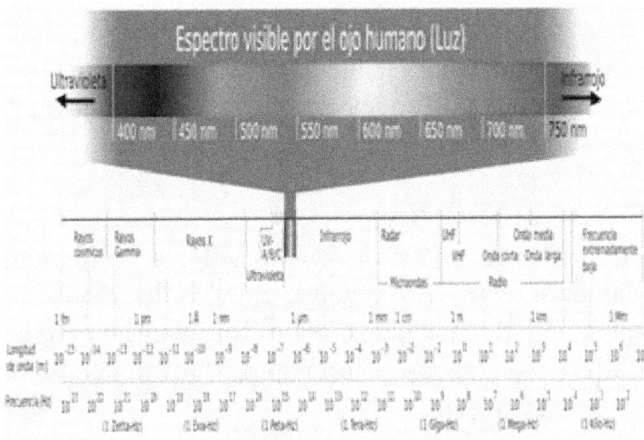

Espectro de las Radiaciones Electromagnéticas

Espesor de la imagen (*Image thickness*)

Grosor de corte seleccionado. En los equipos multicorte el espesor de las imágenes puede escogerse retrospectivamente, después de efectuada la adquisición, mediante la combinación de los datos aportados por las diferentes filas de detectores activadas.

Espesor efectivo de corte (*Effective slice thickness*)

Grosor efectivo de un corte tomográfico. En TC helicoidal el espesor efectivo de un corte es sistemáticamente mayor que la colimación usada.

Espesor nominal de corte (*Nominal slice thickness*)

Es el espesor de corte seleccionado para realizar el estudio (el que se indica en la consola del operador). Es sinónimo de colimación del haz de rayos X, en especial en adquisición corte a corte. En los equipos multicorte, el espesor nominal de las imágenes mostradas, puede escogerse prospectivamente o después de efectuada la adquisición de los datos suministrados por los detectores.

Estabilidad (*Stability*)

Mantenimiento en el tiempo de los valores de los números TC. Mantenimiento de la eficiencia de los detectores durante la adquisición de los datos. Para conseguirla es de suma importancia realizar las calibraciones recomendadas por el fabricante del equipo.

Estaciones de trabajo (*Work stations*)

Monitores planos de pantalla de plasma que se utilizan para examinar cualquier exploración realizada en los equipos que estén conectados a la misma red digital. La utilidad más importante radica en la posibilidad de realizar reconstrucciones volumétricas según los algoritmos más frecuentes, *MPR*, *MIP* y *VR*. También se las denomina consolas de postprocesado.

Estudio dinámico (*Dynamic study*)

Estudio en el que, tras la introducción del contraste por vía endovenosa, se obtienen varios juegos de imágenes de manera sincronizada con el tiempo que ha transcurrido desde la inyección del contraste. Por poner un ejemplo, un estudio dinámico del hígado se puede realizar en cuatro fases; una fase arterial temprana (a los pocos segundos de la inyección del medio de contraste), una fase arterial tardía (a los 30 segundos tras la inyección del contraste), una fase venosa portal (a los 50-60 segundos después de la inyección) y una fase de equilibrio, tardía o parenquimal (a los 90-120 segundos tras la inyección del medio de contraste).

Exploración (*Diagnostic test*)
Prueba diagnóstica. Estudio complementario solicitado por un médico y que se realiza al paciente, tras explorarle y valorar sus antecedentes médicos, para descartar o confirmar un diagnóstico clínico.

Exposición (*Exposure*)
1. Acción y efecto de someter a las personas a las radiaciones ionizantes. Puede ser interna o externa, continua o única y global o parcial.
2. Medida de la intensidad de la radiación en el aire, cuantificada según la cantidad de ionización presente en una masa determinada de aire.

Exposición médica (*Medical exposure*)
Exposición recibida por los pacientes como parte de su propio diagnóstico o tratamiento y por las personas que voluntariamente ayudan en la asistencia y bienestar de los pacientes.

Exposición ocupacional (*Occupational exposure*)
Exposición de los trabajadores (profesionalmente expuestos) durante el desarrollo de su trabajo.

Exposimetría automática (*Automatic measurement of exposure*)

Dispositivo que permite un ajuste automático de la corriente del tubo en función de las características anatómicas y de los tejidos del área explorada.

Extensión del examen (*Scan length*)

Longitud total de la zona anatómica expuesta a la radiación durante un examen con TC.

Factor de paso (*Pitch factor*)

Factor de desplazamiento de la mesa. Cociente entre el desplazamiento longitudinal de la mesa de exploración, por cada rotación de 360° del tubo, y la anchura nominal del haz. Por ejemplo, un Pitch igual a 1 significa que durante un giro completo del gantry la mesa del paciente se desplaza una distancia igual al espesor del corte.

Factores de exposición (*Exposure factors*)

En radiodiagnóstico los diferentes parámetros (diferencia de potencial, intensidad de corriente y tiempo) que intervienen en la formación del haz de rayos X.

Fantoma (*Phantom*)

Objeto de prueba cuyas propiedades de atenuación de la radiación X son similares a las del cuerpo humano. Se utiliza para el calibrado de equipos de imagen y para realizar pruebas de control de calidad.

Fase arterial (*Arterial phase*)

Fase vascular inmediatamente posterior a la embolada de contraste (del orden de 20-25 segundos). Durante esta fase el órgano a estudiar recibe la llegada del torrente arterial conteniendo el contraste. Algunas lesiones captan más intensamente el contraste en esta fase y, por tanto, se hacen más visibles.

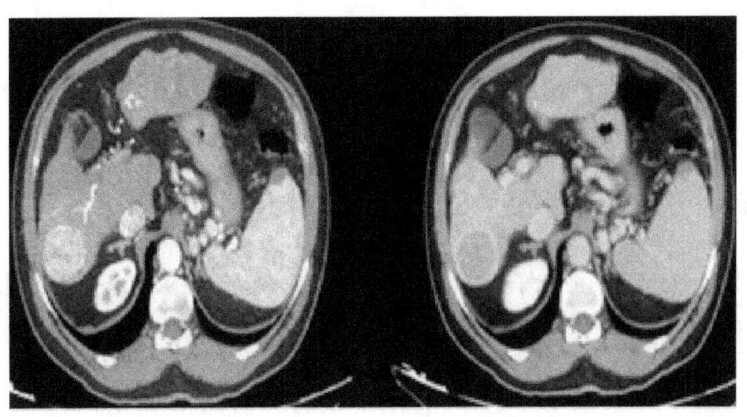

Fase Arterial   Fase Venosa

Fase venosa o de retorno (*Venous phase*)

Fase vascular una vez transcurridos del orden de 70 segundos tras la inyección del contraste. El órgano, vaso o estructura a estudiar es irrigado por sangre más contraste, procedente del retorno circulatorio (de la vena principal y venas periféricas que lo comunican), con lo que se puede obtener información adicional de él.

Fase excretora, de equilibrio o tardía (*Excretory phase*)

Se realiza pasados unos cuantos minutos de la inyección del contraste, dependiendo del estudio que se realice. Esta fase aporta, además, información sobre el funcionalismo y la velocidad de evacuación del contraste.

Feet first

Modo de entrada del paciente, a través del orificio del *gantry*, en el que lo primero que entran son los pies.

Filtración (*Filtration*)

Reducción de la intensidad de un haz de rayos al interponer algún material absorbente en su recorrido.

Filtración añadida (*Added filtration*)

Filtración del haz de rayos conseguida añadiendo materiales absorbentes de diferentes espesores a la salida del haz de rayos.

Filtración inherente (*Inherent filtration*)

Filtración del haz de rayos que realiza el propio vidrio del tubo de rayos, el aceite que rodea al tubo y el cristal de la coraza en la ventana de salida del haz.

Filtración total (*Total filtration*)

Suma de las filtraciones inherente y añadida.

Filtro (*Filter*)
Material que se interpone en la trayectoria del haz de rayos X y absorbe los fotones poco energéticos.

Filtro de reconstrucción o *Kernel* de convolución (*Reconstruction filter*)
Función matemática usada para la convolución de los perfiles de atenuación antes de la reconstrucción de la imagen de TC. Existen distintos tipo de filtros y se seleccionan en función de lo que interese resaltar (bordes de estructuras, diferencia entre bordes, disminuir artefactos producidos por ruido estático, etc).

Filtros de forma (*Bow tie filters*)
Filtros que crean un gradiente de intensidad del haz de rayos X, en el plano axial, en la dirección perpendicular al rayo central.

Flujo (*Flow*)
Velocidad de paso del medio de contraste al torrente sanguíneo en ml/seg. Dependerá del calibre del catéter y del tipo de estudio a realizar.

Fluorescencia (*Fluorescence*)
Fenómeno de emisión de fotones de luz visible por parte de algunos materiales cuando son excitados por radiaciones ionizantes.

Fluoroscopia TC (*CT fluoroscopy*)
Método que muestra imágenes de TC en tiempo casi real pues se reconstruyen varias imágenes por segundo y se muestran con un pequeño retraso.

Foco de rayos X o punto focal (*Focal spot*)

Área efectiva del ánodo del tubo desde la que se emiten los rayos X. El tamaño del punto focal (*focal spot size*) influye en la resolución espacial siendo ésta mayor cuanto menor es el tamaño del punto focal.

Foco fino (*Fine focus*)

En los tubos de rayos de foco doble, hace referencia al punto focal pequeño (se asocia al filamento pequeño del cátodo). Se selecciona cuando se desea obtener imágenes de alta resolución.

Foco grueso (*Thick focus*)

En los tubos de rayos de doble foco, es el punto focal más grande (se asocia al filamento grande del cátodo). Disipa mejor el calor generado pero produce mayor borrosidad en la imagen.

Fotocátodo (*Photocathode*)

Dispositivo, constituido por cesio, sodio o antimonio, que responde emitiendo electrones cuando absorbe fotones de luz visible.

Fotodiodos (*Photodiodes*)

Diodos que, adosados en la parte posterior del detector, convierten la luz en una señal eléctrica.

Fotón (*Photon*)

Cuanto elemental de energía electromagnética. No tiene carga y carece de masa en reposo. Cada fotón posee y transporta una cantidad de energía que es proporcional a la frecuencia de su onda.

Fuente (*Radiation source*)

Equipo o sustancia capaz de emitir radiaciones ionizantes.

Fuentes artificiales de radiación (*Artificial sources of radiation*)

Emisores de radiaciones ionizantes debidas a ciertas actividades humanas. Los equipos TC estarían incluidos en este grupo.

G

Gantry

Se denomina así al cuerpo vertical de un equipo TC que presenta un orificio central por el que se introduce la camilla de exploración con el paciente. Contiene al menos el tubo de rayos X, los colimadores, la matriz de detectores, el generador de alta tensión y el sistema de adquisición de datos.

Generador de rayos X (*X-ray generator*)

Dispositivo que proporciona la energía que necesita el tubo de rayos X. Contiene un rectificador de corriente para transformar la corriente alterna, suministrada por la red eléctrica, en corriente continua; un transformador de alta para el circuito cátodo-ánodo (transforma la corriente de 220V a 150.000V), y un transformador de baja tensión para el circuito del filamento (de 220V a 10V). En las unidades de Tomografía Computarizada el generador de alto voltaje puede encontrarse dentro del *gantry* o fuera de él.

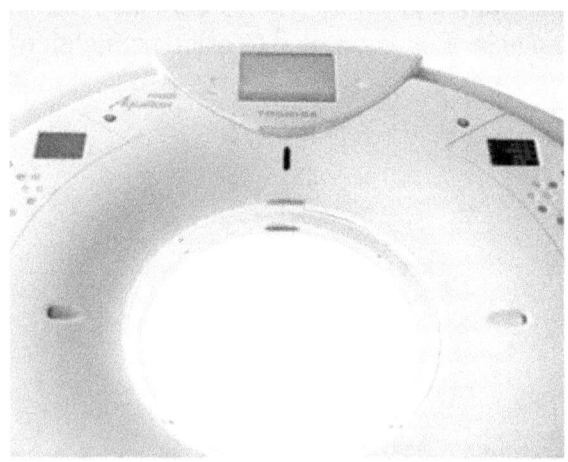

Gantry o Carcasa (Toshiba Aquilion Prime)

Gray (*Gray*)
Unidad de dosis absorbida en el Sistema Internacional de Unidades. Se representa por Gy. 1Gy =1 J/Kg

Grosor de corte (*Slice thickness*)
Espesor de corte. Es un parámetro que puede ser seleccionado en la consola del equipo y está directamente relacionado con la colimación del haz de rayos. Cuanto menor sea el grosor del corte mayor será la definición de la imagen.

Grupos de referencia (*Reference group*)
En Protección Radiológica, grupos formados por personas cuya exposición a una fuente es razonablemente homogénea y representativa de la exposición que reciben los individuos de la población más expuestos a dicha fuente.

H

Haz de radiación (*Ray beam*)
Conjunto de fotones de la misma naturaleza (haz de rayos X, haz de rayos γ, haz de luz visible, etc).

Haz de rayos X (*X-Ray beam*)
Conjunto de fotones X, de diferentes energías, emitidos por el ánodo de un tubo de rayos al incidir sobre él los electrones acelerados provenientes del cátodo.

Haz emergente (*Emerging beam*)
Radiación residual. La que persiste después de que el haz incidente atraviese un objeto o sujeto y se utiliza para formar la imagen diagnóstica.

Haz incidente o radiación incidente (*Incident beam*)

Haz útil. Haz primario del que se han eliminado los fotones más divergentes con ayuda de colimadores, conos o cilindros. Es el que dirigimos hacia el sujeto u objeto que se va a estudiar.

Haz primario (*Primary beam*)

Conjunto de fotones de rayos X que salen por la ventana del tubo de rayos.

Haz útil (*Useful beam*)

Haz incidente.

Haz estrecho (*Thin beam*)

Haz de rayos X, delgado y fino, como un lápiz que se utilizaba en los equipos de 1ª generación.

Haz en abanico (*Fan beam*)

Haz de rayos X utilizado en la mayoría de equipos de Tomografía Computarizada, a excepción de los aparatos de 1ª generación.

Haz cónico (*Conical beam*)

Forma del haz de rayos X de muchos Tomógrafos Computarizados utilizados para evaluar enfermedades de la mandíbula, la dentición, las estructuras óseas de la cara, la cavidad nasal y los senos.

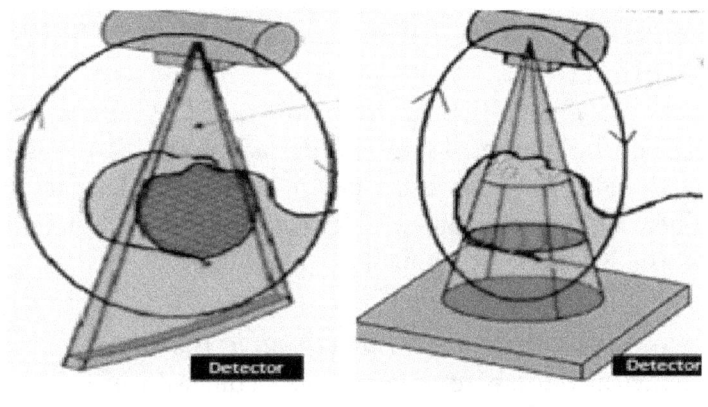

Haz en abanico   Haz cónico

Head first
Modo de entrada del paciente a través del orificio del *gantry* en el que lo primero que entra es la cabeza.

Hiperintenso (*Hyperintense*)
Tejido que en la imagen tomográfica se muestra con gran intensidad de señal (blanco o próximo al blanco).

Hiperseñal (*Hypersignal*)
Alta intensidad de señal en la imagen.

Hipointenso (*Hypointense*)
Tejido que en la imagen tomográfica se muestra con baja intensidad de señal (gris oscuro, casi negro, negro).

Hiposeñal (*Hyposignal*)
Baja intensidad de señal en la imagen.

Histograma de números TC (*CT numbers histogram*)

Representación gráfica de los números TC (valores de la escala de UH) en cualquier eje de la imagen. Si todos los valores del histograma están dentro de las dos desviaciones estándar del valor medio se dice que el sistema presenta una uniformidad espacial aceptable.

Historial dosimétrico (*Dosimetric history*)

Relación en la que se recogen las lecturas dosimétricas de toda la vida laboral del trabajador.

I

IARD = *Iterative Adaptive Reduction Dose*

Método de reconstrucción iterativa de reducción de dosis utilizado en equipos *Toshiba*.

ICRP = *International Commission on Radiological Protection*

Comisión Internacional de Protección contra las Radiaciones Ionizantes.

IDOSE

Método de reconstrucción iterativa utilizado en equipos *Philips*.

Imagen analógica o convencional (*Conventional image*)

En Diagnóstico por Imagen, representación bidimensional de cualquier estructura anatómica del cuerpo humano sobre una película radiográfica.

Imagen axial (*Axial image*)

Imagen que representa la anatomía en un plano perpendicular al eje longitudinal (cráneo-caudal) del cuerpo.

Imagen con contraste o con realce (*Image enhancement*)

En Tomografía Computarizada, imagen obtenida tras la administración al paciente, por vía intravenosa, de un medio de contraste. Los contrastes utilizados son compuestos iodados que, tras su administración, se distribuyen rápidamente por el espacio intravascular y difunden al espacio intersticial o extracelular.

Imagen con ruido (*Noisy image*)

Imagen alterada por diversas perturbaciones eléctricas que interfieren en la obtención de la señal proveniente de los tejidos (dicha alteración podría, también, ser debida al denominado ruido cuántico causado por la utilización de un escaso número de fotones de rayos X para la obtención de la imagen). Siempre existe determinado nivel de ruido, o un ruido de fondo en la imagen. Este ruido resulta a veces imperceptible si la señal es intensa, pero cuando ésta es débil, puede ser difícil diferenciarla del ruido de fondo.

Imagen coronal (*Coronal image*)
Imagen que representa la anatomía en un plano perpendicular al eje anteroposterior del cuerpo.

Imagen digital (*Digital image*)
En Diagnóstico por Imagen, representación bidimensional de cualquier estructura anatómica del cuerpo humano constituida por una matriz de elementos cuadrados o rectangulares denominados píxeles.

Imagen en fase precoz (*Early phase image*)
Imagen obtenida muy poco tiempo después de la administración, al paciente, de un medio de contraste.

Imagen en fase tardía (*Late phase image*)
Imagen obtenida una vez transcurrido un tiempo determinado desde la administración, al paciente, de un medio de contrate.

Imagen postcontraste (*Postcontrast image*)
Imagen obtenida después de la administración de un medio de contraste al paciente.

Imagen precontraste (*Preconstrast image*)
Imagen obtenida antes de la administración, al paciente, de un medio de contraste.

Imagen sagital (*Sagittal image*)
Imagen que representa la anatomía en un plano perpendicular al eje transversal (de izquierda a derecha) del cuerpo.

Imagen tomográfica (*Tomographic image*)
Tomograma.

Imagen volumétrica (*Volumetric image*)
Imagen tridimensional de un objeto.

Inclinación del *gantry* o carcasa (*Gantry tilt*)
Ángulo entre la vertical y el plano que contiene el haz de rayos X y los detectores. Se puede angular hasta 30º-35º tanto en sentido cefálico como en sentido caudal.

Índex (*Interval slices*)
Intervalo entre cortes. Ha de ser igual o menor que el espesor de corte para que haya una mejor interpolación de las imágenes.

Indicadores de calidad (*Quality indicators*)
Llamamos de esta manera a los parámetros que se utilizan para valorar la calidad de las imágenes. Los más importantes son la resolución espacial, la resolución de contraste, el ruido y los artefactos.

Índice de dosis de TC (*CT dose index = CTDI*)
Integral del perfil de dosis a lo largo de una línea paralela al eje de rotación (z), medido en aire o en un objeto de prueba, para un solo corte, dividido por el espesor nominal de corte. La unidad de medida es el Gray (Gy).

Índice de dosis de TC en aire (*CTDI air*)

Valor del *CTDI* determinado en aire y medido en el isocentro del orificio del *gantry*.

Índice de dosis de TC normalizado (*CTDI normalized*)

Cociente del *CTDI* medido y el valor de carga del tubo aplicado para obtener la medida (mAs). Se expresa como valor absoluto (mGy/mAs) o en porcentaje (mGy/100 mAs). Caracteriza la capacidad de un equipo en términos de rendimiento de dosis de salida.

Índice de dosis de TC ponderado (*CTDI weighted*)

Estimación de la dosis media sobre un único corte en un objeto de prueba dosimétrico.

Instalación de rayos X (*X-ray installation*)

Es el equipo o conjunto de equipos de rayos X y los locales o vehículos donde se utilizan.

Instalaciones radiactivas de tercera categoría (*Third category radioactive installations*)

Según la legislación española son las instalaciones donde se manipulan o almacenan nucleidos radiactivos de baja actividad y las instalaciones en las que se utilicen aparatos generadores de rayos X cuya tensión de pico sea inferior a 200 kV. Una sala de Tomografía Computarizada será, de acuerdo con esta definición, una instalación de este tipo.

Intensidad de corriente del tubo (*Tube current*)

Miliamperaje. Magnitud que cuantifica la cantidad de carga eléctrica que pasa a través de un conductor por unidad de tiempo. En el Sistema Internacional la unidad es el amperio. En Radiodiagnóstico la unidad empleada, para medir la corriente en el tubo de rayos X, es el miliamperio (1 mA = 1/1000 A).

Intensidad del haz (*Beam intensity*)

Cantidad de energía de radiación que fluye a través de una unidad de superficie en la unidad de tiempo.

Interfaz Gráfica de Usuario (*Graphical User Inteface*)

Paquete de "software" desarrollado por una compañía informática que permite a cualquier persona intercambiar información con un ordenador. Las funciones de una interfaz de usuario son múltiples y variadas y dependen del sistema informático para el que han sido diseñadas. En los aparatos de Tomografía Computarizada cada fabricante dispone de una interfaz propia, distinta a las de los demás, lo cual dificulta las labores de aprendizaje y el manejo de los escáneres.

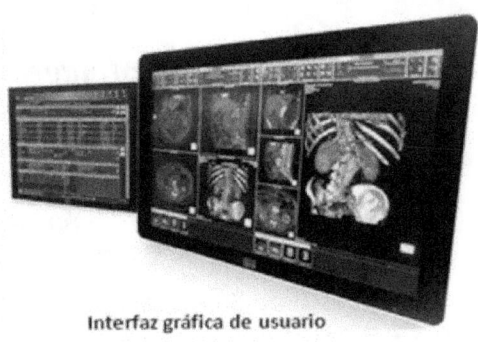

Interfaz gráfica de usuario

Interpolación (*Interpolation*)

Consiste en estimar un valor que no es conocido a partir de otros que si lo son, utilizando los denominados algoritmos de interpolación. En TC helicoidal, proceso matemático que permite obtener una imagen de una sección corporal a partir de un conjunto de datos que no se adquirieron en el plano en el que se muestra la imagen.

Intervalo del corte (*Interval slices*)

Índex. Distancia existente entre corte y corte. En la TC convencional determina el desplazamiento de la mesa después de cada exploración.

Inyector *(Injector)*

Dispositivo automático electromecánico que se utiliza, en diferentes modalidades de imagen diagnóstica (TC, RMN, Angiografía), para introducir medios de contraste en una arteria o vena a través de un pequeño catéter.

Ionización (*Ionization*)

Fenómeno físico o químico por el que un átomo o molécula se transforma en un ion debido a la pérdida o ganancia de electrones.

IRIS *(Iterative Reconstruction in Image Space)*

Modelo de reconstrucción iterativa utilizado en equipos *Siemens*.

Irradiación (*Irradiation*)

Exposición.

J

Julio (*Joule*)

Unidad de energía en el Sistema Internacional. Se representa por la letra J.

Justificación (*Justification*)

Característica del Sistema de Limitación de Dosis por la que se recomienda no realizar actividades que supongan riesgo de exposición a menos que se derive un beneficio neto de ello.

●- JUSTIFICACION :

Ninguna práctica que origine exposición a radiaciones ionizantes debe ser autorizada, a menos que su introducción produzca un beneficio.

●- OPTIMIZACION :

Todas las exposiciones deben ser mantenidas tan bajas como sea razonablemente alcanzable.

Principios del Sistema de Limitación de Dosis

K

Kilovoltaje/Tensión del tubo (*Tube voltage*)
Diferencia de potencial.

Kilovoltio (*Kilovolt*)
Unidad de tensión eléctrica o diferencia de potencial equivalente a mil voltios. Se representa por kV.

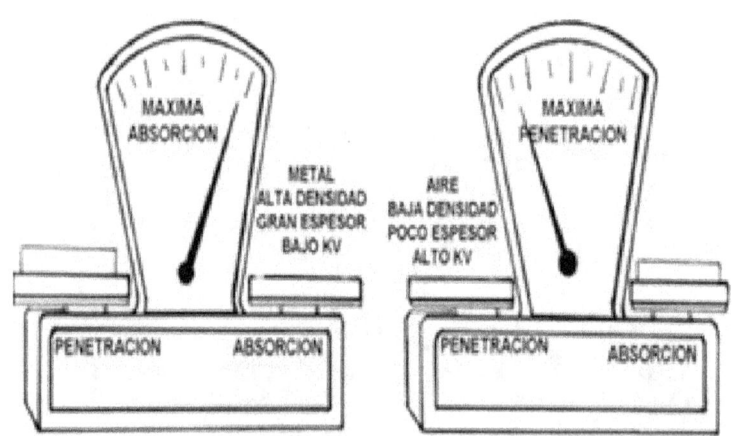

Comparativa de la utilización de un bajo o un alto kilovoltaje

L

Lectura dosimétrica (*Dosimetric reading*)
Valor calculado al leer la dosis recibida por un dosímetro durante un periodo de tiempo determinado.

LET = *Linear Energy Transfer*
Transferencia lineal de energía. Indica la cantidad de energía depositada en la materia cuando la radiación interacciona con ella. Depende tanto del tipo de radiación como de las características del material sobre el que actúa. Se expresa como la energía transferida por unidad de longitud (dE/dl).

Ley 31/95
Ley de Prevención de Riesgos Laborales.

Ley de la inversa del cuadrado de la distancia (*Inverse square law*)
Ley por la que se rige la propagación de las radiaciones X y gamma en el aire. Se podría enunciar de la siguiente manera: A medida que nos alejamos de una fuente, la intensidad de una radiación disminuye en la misma proporción en que aumenta el cuadrado de la distancia a dicha fuente. De la mima manera, a medida que nos acercamos a una fuente radiactiva la intensidad de la radiación aumenta en la misma proporción en que disminuye el cuadrado de la distancia a la fuente.

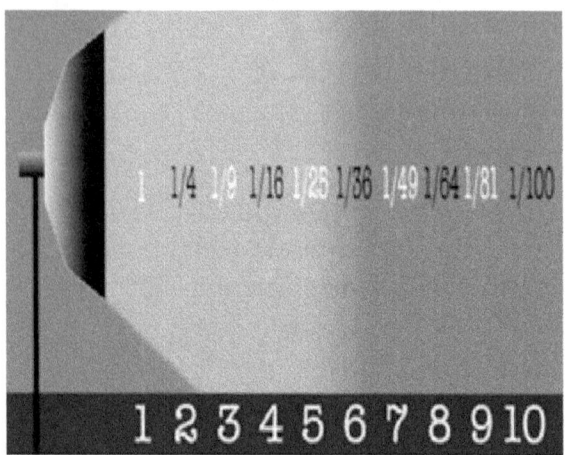
Ley de la inversa del cuadrado de la distancia

Licencia de capacitación (*License training*)

Licencia específica concedida por el Consejo de Seguridad Nuclear al personal que manipule material o equipos radiactivos (Operador) y al que dirija dichas actividades (Supervisor) en una instalación radiactiva, según se establece en el "Reglamento sobre instalaciones nucleares y radiactivas" (RD 1836/1999).

Límites de dosis (*Dose limits*)

Límites fijados en el "Reglamento sobre Protección Sanitaria contra las Radiaciones Ionizantes", para la dosis resultante de la exposición de los trabajadores profesionalmente expuestos y los miembros del público, no teniendo en cuenta las dosis debidas al fondo radiactivo natural y las exploraciones médicas a que hayan podido ser sometidos.

Linealidad (*Linearity*)
Expresa el grado en que un número TC, de un material determinado, es proporcional a su coeficiente de atenuación. Es un factor de calidad de la imagen TC y desviaciones de la linealidad degradan la calidad de la imagen. Por ello resulta de gran utilidad calibrar regularmente los equipos.

Localizador (*Scout*)
Topograma.

Longitud del examen (*Scan length*)
Longitud real de la región expuesta a la radiación durante un examen con TC. En función del factor de paso (*pitch*) utilizado puede ser igual a, o distinta de, la extensión del examen.

M

MACA = *Motion Artifact Correction Algorithm*
Algoritmo de corrección de artefactos de movimiento. Se trata de una técnica especial de reconstrucción utilizada para reducir aún más los artefactos de movimiento.

Maniquíes antropomórficos (*Phantoms*)
Fantomas u objetos de prueba que recuerdan, en su forma, al cuerpo humano.

Marcadores (*Markers*)

En intervenciones guiadas por la imagen, marcas o señalizaciones que se colocan en la piel y permiten planificar la posición de entrada de la aguja y visualizar el objetivo de la punción.

Material de Protección (*Protection material*)

Conjunto de útiles que se emplean para protegerse de los efectos perjudiciales de la radiación ionizante (delantales, gafas, guantes, mamparas, cortinillas, protectores gonadales, protectores tiroideos, protectores mamarios...).

Material radiactivo (*Radioactive material*)

Según la legislación española, cualquier material que contiene sustancias que emiten radiaciones ionizantes.

Matriz (*Matrix*)

Espacio cuadriculado de filas y columnas que determinan cada uno de los píxeles donde son almacenados los coeficientes de atenuación en correspondencia con la posición de cada voxel.

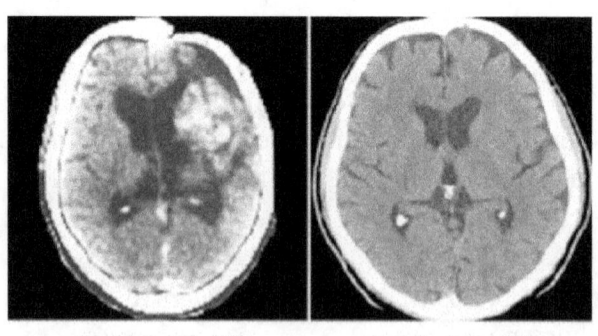

Matriz 160 x 160   Matriz 512 x 512

Matriz de reconstrucción o de visualización (*Matrix reconstruction*)

Conjunto de píxeles usados en la reconstrucción de la imagen ordenados en filas y columnas. Normalmente presentan entre 512 x 512 ó 1024 x 1024 elementos.

MBIR = *Model Based Iterative Reconstruction*

Modelo de reconstrucción iterativa utilizado por algunos modelos de *General Electric*.

Medios de contraste (*Contrast media*)

Sustancias que por sus características físico-quimicas (elevado número atómico) absorben una importante cantidad de radiación X e introducidas en el organismo permiten una mejor visualización de numerosas estructuras (por ejemplo, vasos sanguíneos, cerebro, hígado, riñones, estómago, asas intestinales). En TC el componente fundamental, de los medios de contraste utilizados, es el iodo.

Medios de contraste iónicos (*Ionic contrast media*)

Sales de yodo con un radical carboxilo (COOH) que, en solución acuosa, se disocia en un anión y un catión. Esto duplica el número de partículas libres y es lo que les confiere una elevada osmolalidad (1.200-2.400 mOsm/Kg de agua), mayor nefrotoxicidad y mayor tasa de reacciones adversas.

Medios de contraste no iónicos (*Nonionic contrast media*)

Sales de iodo en las que se sustituye el radical carboxilo del anillo triyodobenzoico por un radical hidroxilo (OH) que no se disocia, permaneciendo en solución como una partícula eléctricamente neutra y de menor osmolalidad. En general son menos nefrotóxicos que los contrastes iónicos.

Medios de contraste yodados (*Iodinated contrast media*)

Sales de yodo utilizadas en Diagnóstico por Imagen (Angiografía, Urografía, TC) que, debido a su elevada absorción de radiación X, aumentan el contraste entre estructuras vecinas de densidades similares facilitando, de esta manera, el diagnóstico. Tienen una distribución extracelular, tanto vascular como por el espacio intersticial, mediante difusión capilar en todo el organismo por lo que se comportan como contrastes no órgano-específicos. Su excreción es fundamentalmente por vía renal con una vida media corta, en individuos sanos, de aproximadamente una hora. Todos los contrastes yodados de uso radiológico están basados en la molécula de triyodobenzoico (un anillo de benceno con tres átomos de yodo). Dependiendo de su capacidad de ionización y del número de anillos de triyodobenzoico (monómero o dímero) se clasifican en monómeros iónicos, monómeros no iónicos, dímeros iónicos y dímeros no iónicos.

Método de Montecarlo (*Montecarlo method*)

Procedimiento matemático de muestreo aleatorio con el que pueden estimarse las dosis recibidas en tejidos del cuerpo por medio de maniquíes matemáticos y simulaciones del transporte de fotones de rayos X a través de ellos.

Miembros del público (*Members of the public*)

Desde el punto de vista de la protección radiológica incluye a los trabajadores profesionalmente no expuestos, a los usuarios de instituciones sanitarias en tanto no sean objeto de exploraciones o tratamientos que impliquen el uso de radiaciones ionizantes, a los trabajadores expuestos fuera de su horario laboral y a cualquier otro individuo de la población.

Miliamperaje (*Milliamperes*)

Amperaje de escasa intensidad que aplicado al filamento de un tubo de rayos X hace que se caliente y libere electrones.

Miliamperaje-segundo (*Milliamperes per second*)

Producto de la intensidad de corriente por el tiempo. Unidad utilizada para medir el producto de la corriente del tubo (mA) y el tiempo de exploración (s). Es equivalente a la dosis de radiación aplicada. Se representa como mAs y, coloquialmente, se utiliza el término "milis" para referirse a él.

MCA = Motion Artifact Correction Algorithm

Algoritmo de corrección de artefactos de movimiento. Es una técnica especial de reconstrucción utilizada en el modo secuencial para reducir aún más los artefactos de movimiento.

MIP = Maximum Intensity Projection

Proyección de máxima intensidad. Método matemático que extrae los voxels hiperintensos de los datos 2D o 3D. Estos voxels son seleccionados desde distintos ángulos a través del bloque de datos y son proyectados como una imagen 2D. El efecto 3D se obtiene variando en pequeños sectores escalonados el ángulo de proyección y visualizando las imágenes reconstruidas en sucesión rápida. Una de sus mayores utilidades es para examinar los vasos sanguíneos realzados por el contraste.

MOD = *Magneto Optical Disk*

Disco magneto-óptico. Sistema de almacenamiento de datos muy utilizado, para almacenar estudios de TC y RM, con anterioridad a la generalización de los *PACS*. El término se utiliza, también, para referirse a la unidad lectora de este tipo de soportes.

MPR = Multi Planar Reformations

Reformaciones multiplanares. Técnica de reconstrucción de imágenes en planos diferentes de los originalmente adquiridos. Frecuentemente, imágenes obtenidas en el plano axial serán, posteriormente, reconstruidas en los planos sagital, coronal y oblicuo.

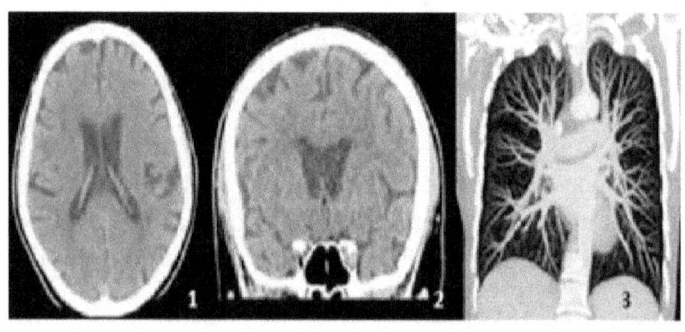

1. Corte Axial cerebro   2. MPR coronal cerebro   3. MIP tórax

Monitor (*Display*)

Pantalla en la que se muestran y visualizan las imágenes generadas por la TC. La calidad del monitor se mide por su tamaño (longitud de la diagonal de la pantalla, medida en pulgadas), el tamaño del pixel, la frecuencia de barrido horizontal y la frecuencia de barrido vertical o frecuencia de refresco.

MTF = Modulation Transfer Function
Función de transferencia de modulación. Es una medida de cómo un sistema de imagen transfiere datos de contraste de la entrada (objeto) a la salida (imagen). Es, por ello, una medida de la capacidad para reproducir una imagen que refleje con fidelidad el objeto explorado, por lo que ofrece información sobre la capacidad de resolución espacial de un equipo. Se determina con la ayuda de la Transformación de Fourier.

Multidetector **(*Multiple detector*)**
Configuración de detector que incluye un número importante de hileras o coronas de detectores (4, 8, 16, 64, 80...hasta 320).

N

Nefropatía **(*Nephropathy*)**
Daño, enfermedad o patología del riñón que puede dar lugar a insuficiencia renal.

Nefropatía inducida por el contraste **(*Contrast-induced nephropathy*)**
Se trata de la reacción adversa más importante que puede producir la administración de un medio de contraste iodado

por vía endovenosa. En la mayoría de los casos es transitoria y reversible, aunque provoca un aumento de la morbimortalidad intrahospitalaria en pacientes con factores de riesgo. La hidratación y la utilización de contrastes no iónicos de baja osmolalidad son las dos medidas de prevención que han demostrado mayor efectividad.

Nefrotoxicidad (*Nephrotoxicity*)

Afectación renal por tóxicos, que se caracteriza por alteraciones funcionales (insuficiencia renal aguda) o estructurales (necrosis tubular aguda). Los tóxicos causantes pueden ser productos químicos o biológicos, que actúan de forma directa o a través de sus metabolitos, y que pueden ser ingeridos, inhalados, inyectados o producidos por el propio organismo. Entre estos agentes tóxicos se encuentran los contrastes iodados.

Nivel o centro de ventana (*Window Level*)

Número TC (UH) que representa el valor medio o central de la ventana usada para visualizar una imagen reconstruida en el monitor del equipo o en otro formato gráfico. Se representa por las letras WL.

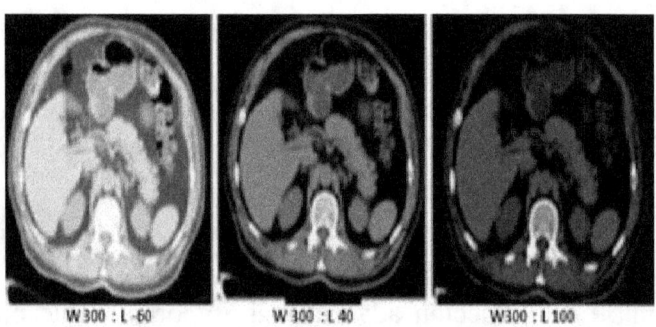

W 300 : L -60   W 300 : L 40   W300 : L 100

Diferencias en una imagen TC al variar el nivel de ventana

Número TC (*CT number*)
Valor numérico asignado a cada píxel en función del coeficiente de atenuación del tejido incluido en el vóxel correspondiente. Los valores se expresan en unidades Hounsfield (UH).

O

Objetos de prueba (*Phantoms*)
Fantomas. Objetos de tamaño, forma y estructura variable que se usan para calibrar y evaluar el funcionamiento de los equipos de TC.

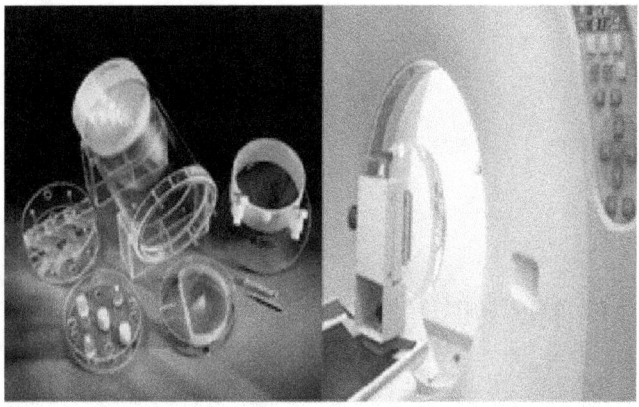

Objetos de prueba (Fantomas)   Calibración con fantoma de agua

Onda electromagnética (*Electromagnetic wave*)
Radiación electromagnética.

Operador (*Operator*)
Persona autorizada por el Consejo de Seguridad Nuclear que maneja el funcionamiento de una instalación radiactiva, así como los dispositivos de control y protección de la instalación bajo la inmediata dirección de un supervisor. En los equipos TC, el profesional (TER, TSID) que realiza la exploración es quien ostenta esta figura.

Optimización (*Optimization*)
Característica del Sistema de Limitación de Dosis que recomienda que todas las exposiciones a radiaciones ionizantes han de ser mantenidas en valores tan bajos como sea razonablemente posible.

P

Paciente (*Patient*)
Persona que recibe los servicios de un médico u otro profesional de la salud, sometiéndose a una exploración diagnóstica, a un tratamiento o a una intervención quirúrgica.

PACS = Picture Archiving & Communication System

Sistema de archivo y comunicación de imágenes.

Pantalla táctil (*Touch screen*)

Pantalla, cada vez más utilizada en equipos TC, diseñada para realizar una selección presionando en su superficie sin necesidad de utilizar el teclado o el ratón.

Parámetros de adquisición (*Acquisition parameters*)

Conjunto de parámetros que se seleccionan al realizar una exploración TC y que son imprescindibles para la adquisición de las imágenes. Dichos parámetros son la diferencia de potencial del tubo (kilovoltaje), la intensidad de corriente del tubo (miliamperaje), el tiempo de rotación (tiempo que tarda el tubo de rayos en completar un giro de 360°), la colimación (espesor de corte), la filtración del haz de rayos, el *pitch* y el modo helicoidal o secuencial.

Parámetros de reconstrucción (*Reconstruction parameters*)

Conjunto de parámetros que van a definir las características de las imágenes reconstruidas antes de su visualización. Dichos parámetros son el *FOV*, la matriz de reconstrucción, los filtros *kernel*, la reconstrucción iterativa (*ASIR, MBIR*, etc), el grosor de corte reconstruido y el índice o intervalo de reconstrucción (solapamiento).

Parámetros técnicos (*Technical parameters*)

Conjunto de todos los parámetros necesarios para adquirir, reconstruir y visualizar las imágenes (parámetros de adquisición, parámetros de reconstrucción y parámetros de visualización y posproceso).

Parámetros de visualización y posproceso (*Visualization and post-proccesing parameters*)

Conjunto de parámetros que definen el aspecto de las imágenes visualizadas. Son la ventana seleccionada, el grosor de corte visualizado, las *MPR* y el software 3D.

Período de integración (*Integration period*)

Es el tiempo durante el cual el conversor analógico digital (A/D) produce el valor de la medición de los rayos X recibidos. Viene determinado por la velocidad de rotación del tubo de rayos X alrededor del paciente.

Perfiles de atenuación (*Attenuation profiles*)

Proyecciones o muestras. Conjunto de señales obtenidas desde todos los canales del detector en una determinada posición angular de la unidad tubo-detector.

Perfil de dosis (*Dose profile*)

Representación gráfica de la dosis como una función de la posición a lo largo de una línea perpendicular al plano tomográfico (eje z). Se mide en torno al isocentro.

Persona en formación o estudiante (*Student*)

Toda persona que, no siendo trabajador, recibe formación o instrucción en el seno o fuera de una empresa para ejercer un oficio o profesión, relacionado directa o indirectamente con actividades que pudieran implicar exposición a radiaciones ionizantes.

PET = Positron Emission Tomography
Tomógrafo por emisión de positrones. La tomografía por emisión de positrones consiste en la obtención de imágenes tomográficas de la zona anatómica que se desea estudiar mediante el empleo de una fuente emisora de positrones (radiofármaco), una fuente captadora de rayos gamma (tomógrafo) y un ordenador. La radiación gamma recogida por los detectores servirá de base para la obtención de las imágenes diagnósticas. A diferencia de la tomografía convencional, en la cual se obtienen únicamente imágenes anatómicas de los órganos internos, el estudio por emisión de positrones permite además el estudio de funciones fisiológicas básicas como el flujo sanguíneo, el uso del oxígeno por parte de los tejidos o el metabolismo del azúcar (glucosa), entre otras.

PET/TC
Tomógrafo con capacidad de realizar una tomografía por emisión de positrones y una tomografía computarizada al mismo tiempo.

Píxel (*Pixel = Picture element*)
1. Abreviatura fonética del término inglés elemento de imagen.
2. Representación bidimensional de un vóxel o volumen de tejido en los cortes de TC.
3. Es la representación en UH del valor medio de atenuación de un vóxel dentro del corte.
4. Cada uno de los componentes de la matriz de la imagen digital. Cuanto mayor sea el número de píxeles de la matriz mayor será la resolución espacial de la imagen (una matriz de

1024 x 1024 píxeles tiene mayor resolución que una de 512 x 512).

Plano de corte (*Cutting plane*)

Plano que seleccionamos una vez realizado el escanograma y fija el inicio y el final de los cortes. Normalmente será el plano axial.

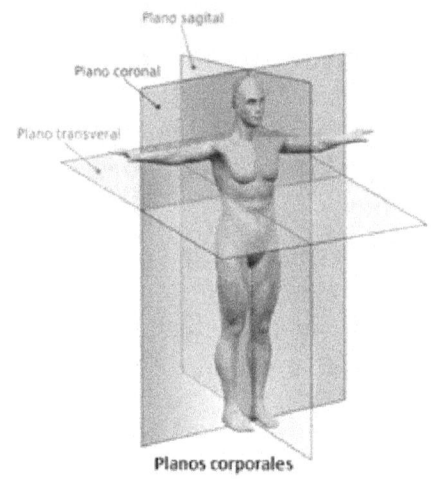

Plano sagital

Plano coronal

Plano transveral

Planos corporales

Plomo (*Lead*)

Elemento químico de número atómico 82 y símbolo Pb. Es un excelente material de blindaje contra los rayos X y la radiación gamma, mientras que es casi transparente para los neutrones.

Población en su conjunto (*Entire population*)

Toda la población comprendiendo los trabajadores expuestos, los estudiantes y personas en formación, y los miembros del público.

Porción blanda del espectro (*Soft spectrum portion*)

Fotones menos energéticos de un haz de radiación.

Posición del paciente (*Patient position*)

Cualquiera de las 4 orientaciones que el paciente puede adoptar mientras se le realiza un estudio TC (decúbito supino, decúbito prono, decúbito lateral derecho y decúbito lateral izquierdo).

Postprocesado (*Postprocessing*)

En Tomografía Computarizada, conjunto de tareas que se pueden realizar con la imagen una vez obtenida. Las más importantes son las reconstrucciones volumétricas (*MIP*, *VR*) imprescindibles en Angio-TC, estudios cardiacos y politraumatismos, por poner algunos ejemplos.

Procesado (*Processing*)

Conjunto de pasos que conducen a la obtención de la imagen visible a partir de la imagen latente.

Producto dosis-área (*Dose Area Product = DAP*)

Producto del área de la sección transversal de un haz de radiación por la dosis promedio administrada, que se emplea en radiodiagnóstico como medida de la energía impartida.

Producto dosis longitud (*Dose Length Product = DLP*)

Magnitud de dosis que se utiliza como indicador de la exposición total en un examen de TC, al relacionar el *CTDI* con la extensión espacial del estudio.

Profundidad de *bits* (*Bit depth*)

Número de bits que contiene cada píxel.

Programa de garantía de calidad (*Quality assurance program*)

Conjunto de controles periódicos dirigidos a garantizar que las condiciones de trabajo no se deterioren y a que los procedimientos de trabajo sean óptimos.

Protección radiológica (*Radiation protection*)

Actividad multidisciplinar de carácter científico y técnico que tiene como objetivo la protección de las personas y del medio ambiente contra los efectos perjudiciales que pueden resultar de la exposición a las radiaciones ionizantes (y cada vez más de la exposición a radiaciones no ionizantes). Dicho objetivo debe llevarse a cabo con ayuda de las normas legales existentes y sin limitar de forma indebida las prácticas beneficiosas de la exposición a las radiaciones.

Protectores de bismuto (*Bismuth protectors*)

Protectores utilizados en TC para proteger específicamente las mamas, los ojos y el tiroides. Consisten en una única pieza con una fina capa de goma sintética recubierta de bismuto (1mm) y diseñados para proporcionar una alta protección de la zona que protegen. La reducción de radiación varía desde el 40% en los protectores oculares hasta el 60% en los protectores tiroideos.

Protocolo médico (*Medical protocol*)

Seguimiento médico realizado a los trabajadores profesionalmente expuestos con el fin de conseguir la detección precoz de determinados síntomas y signos, la identificación de factores de riesgo concomitantes y el despistaje y diagnóstico precoz de determinadas alteraciones previniendo, de esta forma, la aparición de ciertas patologías.

Protocolos de adquisición (*Acquisition protocols*)

Conjunto de parámetros técnicos (kV, mA, tiempo de rotación, espesor de corte, pitch, modo secuencial o helicoidal) que, perfectamente ajustados en función del estudio que se desee llevar a cabo, son necesarios para la adquisición de las imágenes.

Proyección o vista (*Projection*)

Cada una de las tomas de datos del conjunto de detectores. Del conjunto de las proyecciones se obtiene la imagen.

Pruebas de aceptación y de puesta en servicio (*Acceptance tests*)

Pruebas que se realizan en la adquisición de nuevo equipamiento. Tienen como objeto el verificar que se cumplen las especificaciones técnicas y de funcionamiento declaradas por el fabricante en la oferta de compra. La aceptación con éxito del equipamiento da inicio al período de garantía.

Pruebas de constancia (*Constancy tests*)

Pruebas que tienen como objeto la verificación de la constancia en el tiempo de los diferentes parámetros físico-técnicos del equipamiento. La periodicidad depende del tipo de prueba (diarias, semanales, mensuales, trimestrales, anuales, etc.). Tanto la periodicidad como la tolerancia de los resultados de cada prueba vienen descritas en los protocolos de actuación en control de calidad y dosimetría física. Cuando se observa una desviación superior a la tolerancia se toman las medidas necesarias para restablecer el estado de referencia anterior.

Pruebas de estado (*State tests*)

Pruebas que se realizan antes de la puesta en funcionamiento para uso clínico del nuevo equipamiento. Tienen como finalidad el establecer un estado de referencia, recabando todos aquellos datos físico-técnicos necesarios para poder iniciar su uso clínico. Las pruebas de referencia o estado también se realizan en aquellos casos en que el equipamiento ya en uso sufra modificaciones importantes que puedan alterar su estado de referencia inicial.

R

Radiación (*Radiation*)
Energía emitida por un foco emisor que se propaga en el espacio en forma de partículas de alta velocidad y/u ondas electromagnéticas.

Radiación blanda (*Soft radiation*)
Radiación poco energética que, puesto que sería absorbida por los tejidos más superficiales del paciente y no participaría en la formación de la imagen, es eliminada por medio de filtros antes de salir por la ventana de la fuente de radiación.

Radiación característica (*Characteristic radiation*)
Emisión de radiación X, en un espectro discreto, que se produce cuando un electrón proyectil desplaza un electrón de la órbita interna de un átomo diana dejando al átomo ionizado.

Radiación de fondo (*Background radiation*)
Conjunto de radiaciones que constituyen la radiación natural.

Radiación de frenado (*Bremsstrahlung*)
Fotones de rayos X, distribuidos en un espectro continuo, que son emitidos por el ánodo del tubo de rayos cuando los electrones, provenientes del cátodo, son frenados por los núcleos atómicos del ánodo.

Radiación de fuga (*Leakage radiation*)

Es la radiación que emerge de los blindajes de protección de la fuente.

Radiación directamente ionizante (*Directly ionizing radiation*)

Partículas con cargas eléctricas (α y β) que interaccionan directamente con los electrones y el núcleo de moléculas blanco produciendo la ionización de las mismas.

Radiación dispersa (*Scatter radiation*)

Radiación que se produce al chocar el haz útil con los objetos que se encuentran en su recorrido.

Radiación electromagnética (*Electromagnetic radiation*)

Propagación de energía a través del espacio (medios materiales o vacío) como una doble onda, eléctrica y magnética, ambas en la misma fase. Ordenadas de menor a mayor energía, tenemos las ondas radioeléctricas, las microondas, los rayos infrarrojos, los rayos luminosos visibles, la radiación ultravioleta, la radiación X, los rayos gamma y la radiación cósmica.

Radiación indirectamente ionizante (*Indirectly ionizing radiation*)

Partículas sin cargas eléctricas (fotones, neutrones) que al atravesar la materia interaccionan con ella produciendo partículas cargadas, siendo éstas las que ionizan a otros átomos.

Radiación ionizante (*Ionizing radiation*)

Conjunto de radiaciones de naturaleza corpuscular o electromagnética que en su interacción con la materia producen iones, directa (partículas alfa, partículas beta negativas, positrones) o indirectamente (fotones X y gamma).

Radiación natural (*Natural radiation*)

Radiación que existe en la naturaleza sin intervención humana. Las principales fuentes de radiación natural son la radiación cósmica y los materiales radiactivos naturales presentes en la tierra y las rocas.

Radiación primaria (*Primary radiation*)

Radiación ionizante emitida directamente por el blanco o por una fuente radiactiva. Haz útil o haz incidente.

Radiación residual (*Residual radiation*)

1. En Radiología Médica, aquella parte del haz de radiación que queda después de haber pasado el plano de la superficie receptora de imagen y de cualquier dispositivo importante de medición, o en Radioterapia, la que emerge de la parte del cuerpo intencionadamente irradiada.
2. Haz emergente. Parte del haz útil que emerge de un objeto o sujeto tras ser atravesado por el haz incidente.

Radiación secundaria (*Secondary radiation*)

1. Radiación ionizante emitida por la materia como resultado de una interacción de la radiación primaria con dicha materia. ´
2. Radiación de fuga y/o radiación dispersa.

Radiación X (*X-ray*)

Radiación electromagnética de alta energía y muy penetrante que se produce de manera artificial en un tubo de vacío, por la acción de electrones sobre metales. Se trata de una radiación indirectamente ionizante. La radiación X es de naturaleza idéntica a la radiación gamma pero mientras la radiación gamma procede de cambios energéticos ocurridos en el interior del núcleo atómico, la radiación X se origina por procesos atómicos exteriores al núcleo.

Radiactividad (*Radioactivity*)

Emisión de radiación ionizante (partícula alfa, beta o neutrón generalmente acompañada de un fotón gamma) de manera espontánea por parte de un núcleo inestable. Se le llama, también, desintegración radiactiva.

Radiobiología (*Radiobiology*)

Ciencia que estudia los fenómenos que se producen en los seres vivos tras la absorción de energía procedente de las radiaciones ionizantes. Estos fenómenos abarcan las lesiones que se producen y los mecanismos que pone en funcionamiento el organismo para compensar dichas lesiones.

Radiodiagnóstico (*Diagnostic imaging*)

Diagnóstico por imagen.

Radiofísica (*Radiophysics*)

Rama de la física que se ocupa de todos los aspectos relacionados con las radiaciones y sus efectos. En el ámbito sanitario existe la especialidad de Radiofísica Hospitalaria que se ocupa de todos los aspectos relacionados con el uso de las radiaciones en medicina.

Radiofísico hospitalario (*Hospital radiophysical*)
Profesional sanitario que en grandes centros se encarga, fundamentalmente, del control de calidad de los equipos y de la vigilancia dosimétrica.

Radiografía (*Radiography*)
Imagen, de una estructura anatómica, registrada bien en una película fotosensible o en formato digital.

Radiografía de planificación (*Scout*)
Topograma.

Radiología (*Radiology*)
Radiodiagnóstico. Diagnóstico por imagen.

Radioluminiscencia (*Radioluminescence*)
Propiedad que tienen algunas sustancias de absorber la energía de las radiaciones ionizantes, para emitir después parte de esa energía como luz visible.

Radioprotector (*Radioprotective*)
Sustancia química que reduce las consecuencias de la irradiación de un tejido.

Radiosensibilidad (*Radiosensitivity*)
Diferente sensibilidad que muestra cada tejido y/o estirpe celular a la radiación ionizante.

Rango dinámico (*Dynamic range*)
Número máximo de tonos de gris que pueden ser representados. Ofrece, por tanto, información sobre el número de grises que pueden ser distinguidos o lo que es lo

mismo sobre el contraste de la imagen. Viene determinado por la *"profundidad de bits"*.

Rayo (*Ray*)

En TC y de manera coloquial, se utiliza para denominar al estrecho haz de radiación X que va desde el foco del tubo a cada detector.

Rayo central (*Central ray*)

Haz de rayos que forma ángulo recto con el eje mayor del tubo de rayos. Debe dirigirse al centro de la estructura a radiografiar y debe ser, generalmente, perpendicular al detector.

Reacción alérgica (*Allergic reaction*)

Respuesta de hipersensibilidad ante un alergeno frente al que un organismo ha estado expuesto previamente y contra el que ha desarrollado anticuerpos.

Reacciones adversas al contraste yodado (*Iodinated constrast reactions*)

Entre un 5 y un 8 % de los pacientes a los que se administra un medio de contraste radiográfico sufren reacción adversa, que en el 0,1% de los casos es grave y en 1 de cada 50.000 resulta fatal. Aunque estas reacciones pueden producirse con cualquier vía de exposición, son especialmente frecuentes con la administración intravascular. Las manifestaciones clínicas pueden clasificarse por el tipo de reacción (anafilactoides, cardiopulmonares y diversas) y también por su gravedad (menor o mayor). Éstas son algunas de las formas en que se presentan: urticaria, edema facial o laríngeo, broncoespasmo, hipotensión con taquicardia, hipotensión con bradicardia, hipertensión grave, crisis comiciales o convulsiones y edema pulmonar. Exceptuada la insuficiencia renal, suelen producirse en los 3 a 10 minutos siguientes a la inyección del contraste.

Real Decreto 783/2001
Reglamento sobre protección sanitaria contra las radiaciones ionizantes.

Real Decreto 815/2001
Justificación del uso de las radiaciones ionizantes para la protección radiológica de las personas con ocasión de exposiciones médicas.

Real Decreto 1085/2009
Reglamento sobre instalación y utilización de aparatos de rayos X con fines de diagnóstico médico.

Real Decreto 1132/1990
Protección radiológica de las personas sometidas a exámenes y tratamientos médicos.

Real Decreto 1439/2010
Modificación del Reglamento sobre protección sanitaria contra las radiaciones ionizantes.

Real Decreto 1836/1999
Reglamento de Instalaciones Nucleares y Radiactivas.

Real Decreto 1976/1999
Criterios de calidad en radiodiagnóstico.

Realce de bordes (*Edge enhancement*)

La diferencia entre bordes se consigue utilizando, durante la reconstrucción de la imagen, un filtro que realza más la diferencia de contraste entre estructuras con similares coeficientes de atenuación.

Realce de contraste (*Contrast enhancement*)

Intensificación de la señal de un tejido, y mejora de la visibilidad de estructuras de bajo contraste, tras el aumento de densidad producido por la administración de medios de contraste positivos al aumentar la absorción de radiación X en los vasos o tejidos que contienen el material de contraste.

Reconocimientos periódicos (*Periodic medical examinations*)

Revisiones médicas que con carácter anual, o menor si se considerara oportuno, se realiza a los trabajadores profesionalmente expuestos para comprobar su aptitud frente al trabajo con radiaciones ionizantes.

Reconstrucción iterativa (*Iterative reconstruction*)

Método de reconstrucción de imágenes TC a partir de datos obtenidos con niveles de radiación mucho menores y que permite reducir el ruido de la imagen, mejorando la relación señal/ruido. Incorpora, para ello, detalles de la información geométrica del equipo (tamaño de cada elemento detector, dimensión del punto focal, forma y tamaño de cada voxel de imagen) e información estadística del sistema (estadística de los fotones y ruido electrónico en el sistema de adquisición). Se parte de una imagen *FBP* y la imagen final es reconstruida a partir de la actualización de los voxeles de imagen de manera iterativa. Elimina los artefactos de líneas presentes en las imágenes *FBP*.

Reformación (*Reformation*)
Técnica que permite la reconstrucción de imágenes en diferentes planos a partir de un conjunto de imágenes, adquiridas previamente con esta finalidad. Las reformaciones más utilizadas son las *MPR*.

Regla de los diez días (*Rule ten days*)
"Toda mujer fértil con posibilidades de estar embarazada debe realizarse las radiografías en los diez días siguientes del comienzo de la menstruación".

Rejilla o parrilla antidifusora (*Bucky*)
Dispositivo que colocado entre el paciente y el receptor de imagen, absorbe radiación dispersa con lo que se consigue mejorar la calidad de la imagen radiológica obtenida. Ayudan, por tanto, a aumentar el contraste, a reducir el velo y a aumentar el detalle.

Relación señal /ruido (*Signal Noise Ratio = SNR*)
Relación de la señal que contiene la información en la imagen con el ruido de la misma. La señal sería el número TC y el ruido la desviación estándar.

Resolución de alto contraste (*High contrast resolution*)
Resolución espacial.

Resolución de bajo contraste (*Low contrast resolution*)

Es la capacidad de detectar estructuras que ofrecen sólo una pequeña diferencia en la señal (expresada en UH) en comparación con su entorno directo. El ruido de la imagen es la principal limitación para la resolución de bajo contraste.

Resolución espacial (*Spatial resolution*)

Mide la mínima distancia a la que dos puntos del objeto pueden distinguirse en la imagen. Se la denomina, también, resolución de alto contraste y es la capacidad de observar los contornos de objetos pequeños y definir detalles en la imagen visualizada. Los pequeños objetos sólo se pueden resolver bien en la imagen cuando hay una diferencia suficientemente grande entre la señal (en UH) y su entorno directo. Uno de los métodos de medida más usados se basa en el cálculo de la función de transferencia de modulación (*MTF*).

Retroproyección simple (*Back projection*)

Procedimiento matemático, para reconstruir la imagen de TC, que asigna una densidad exacta a cada uno de los píxeles de la matriz que son entonces representados en una escala de grises (a mayor claridad de gris, mayor densidad tendrá el tejido del interior del píxel). La imagen obtenida por la retroproyección produce sombras grises que se extienden desde el centro de forma similar a las puntas de una estrella.

Retroproyección filtrada (*Filtered Back-Projection = FBP*)

Es el estándar para la reconstrucción de la imagen en la TC. Consiste en la retroproyección de los perfiles de atenuación convolucionados y reduce considerablemente el artefacto de estrella provocado por la retroproyección simple. Es un método rápido y sencillo pero no utiliza información estadística, algo que si emplean los distintos métodos de reconstrucción iterativa.

Riesgo (*Risk*)
Es el resultado de la evaluación, generalmente probabilística, de que las consecuencias o efectos de una determinada amenaza excedan valores prefijados.

ROI = Region of interest
Con este nombre se denomina a una zona localizada de la imagen tomográfica, seleccionada por el operador, que tiene interés particular en un momento dado y en la que se llevan a cabo evaluaciones cuantitativas.

Rotación (*Rotation*)
En Tomografía Computarizada, cada uno de los giros completos de 360° que realiza el tubo de rayos X alrededor del paciente.

Ruido (*Noise*)
Fluctuaciones aleatorias del valor estimado para el coeficiente de atenuación. La magnitud del ruido viene indicada por la desviación estándar de los números TC (Unidades Hounsfield) dentro de una región de interés (*ROI*) en la imagen de una sustancia homogénea, generalmente agua. En una imagen obtenida de un fantoma de agua, los números Hounsfield en cualquier punto correspondiente al agua deben tener siempre el mismo valor (0). La introducción de ruido provoca que se modifique el valor de

los coeficientes de atenuación del agua, produciendo variaciones en los valores calculados.

Incluye el ruido cuántico, el ruido electrónico y el ruido de la reconstrucción. En la mayoría de las imágenes TC predomina el ruido cuántico.

Ruido o moteado cuántico (*Quantum noise*)

Se denomina así al ruido que tiene su origen en el bajo número de fotones de rayos X utilizados en la formación de la imagen.

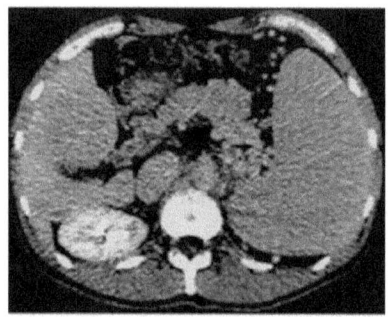

Imagen con ruido

Ruido electrónico (*Electronic noise*)

Es el ruido debido a los componentes electrónicos, a fluctuaciones de la potencia, a la ausencia de uniformidad del registro de imagen, etc.

S

Scan
Escaneo. Disparo.

Scout
Topograma.

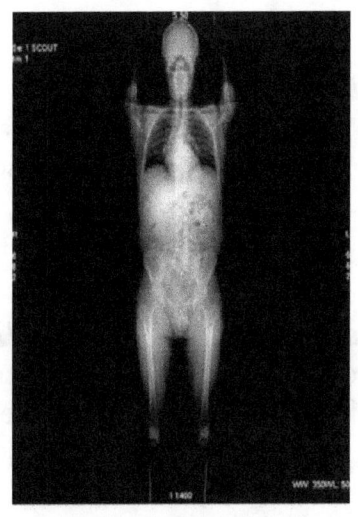
Scout View

S.E.P.R.
Sociedad Española de Protección Radiológica.

Septos (*Septa*)

Láminas cuya misión consiste en impedir que la luz generada en cada elemento detector sea detectada por el fotodiodo de un elemento vecino.

Servicio de Dosimetría Personal (*Personal Dosimetry Service*)

Entidad responsable de la lectura e interpretación de las medidas obtenidas con dispositivos de vigilancia individual de dosis o de la medida de radiactividad recibida por el cuerpo humano a partir de muestras biológicas. Dichas entidades han de ser expresamente autorizadas por el CSN.

Servicio de Protección de Riesgos Laborales (*Occupational Risk Protection Service*)

Servicio Médico Especializado para la vigilancia de la salud de los trabajadores incluyendo la del personal expuesto a radiaciones ionizantes.

Servicio de radiología especializada Tipo III (*Specialized radiology service Tipe III*)

Según los criterios de la OMS, servicio de radiología propio de un gran hospital. Los Servicios de Radiología que incluyen equipos TC, entre su equipamiento, pertenecen a este grupo.

Servicios de Protección Radiológica (*Radiation protection services*)

Entidades que se constituyen con carácter interno en las empresas titulares de una instalación compleja (por ejemplo una central nuclear) o de varias instalaciones radiactivas (por ejemplo las existentes en un gran hospital) con el fin de realizar de forma centralizada y homogénea las funciones de protección radiológica. Han de ser expresamente autorizados por el Consejo de Seguridad Nuclear. Se los conoce con las siglas S.P.R.

Sharp

Filtro utilizado durante la reconstrucción de la imagen que se utiliza cuando se desea realzar los bordes de estructuras de muy distinto coeficiente de atenuación. Se denomina filtro de *Lakshminarayanan*.

Sievert (*Sievert*)

Unidad de dosis efectiva y de dosis equivalente en el Sistema Internacional (1 Sv = 1 J·/Kg; 1 Sv = 100 rem). Se representa por Sv.

Sistema de adquisición de datos (*Data acquisition system*)

Muestrea cada celda del detector en todas las filas de detectores (aproximadamente 1.000 veces por rotación del estativo) amplía y cuantifica la corriente existente y envía los datos resultantes al generador de imagen.

Sistema de limitación de dosis (*Dose limitation system*)

Conjunto de recomendaciones publicado por la *ICRP* en 1977 y cuyas principales características son la justificación de las exploraciones, la optimización de los valores de exposición y la limitación individual de la dosis recibida por el paciente y el profesional.

Sistema de refrigeración del tubo de rayos X (*Cooling system x-ray tube*)

Carcasa metálica protectora, situada alrededor del tubo, que consta de un aceite que actúa como aislante eléctrico y como amortiguador térmico disipando el calor generado al chocar los electrones contra el ánodo (de la energía empleada en la producción de rayos X el 99% se convertirá en calor y sólo el 1% en rayos X).

Slice

Corte.

Smooth

Filtro de tejido blando. Permite disminuir, en la imagen reconstruida, los artefactos debidos al ruido estático.

Sobredosis (*Overdose*)

Recibe este nombre la superación de los límites de dosis y lleva aparejada la realización de controles médicos especiales.

Sobreexposición (*Overbeaming*)

En la técnica TC, es característica de los equipos multicorte. Cuando el número de cortes (N) que se obtienen simultáneamente es mayor de dos, para evitar los efectos de penumbra en los detectores extremos, la colimación del haz debe ser tal que su anchura sea mayor que N veces el espesor de corte seleccionado. Conlleva un aumento de la dosis al paciente, más elevada cuando se usan espesores de corte finos y mayor número de cortes.

SPECT = Single Photon Emission Computed Tomography

Tomógrafo de emisión de fotón único. Para la realización del *SPECT*, se administra previamente al paciente un isótopo radioactivo endovenoso siendo la radiación gamma recogida por los detectores la que servirá de base para la obtención de las imágenes diagnósticas.

SPECT/TC

Equipo que permite realizar una tomografía computerizada y una tomografía de emisión de fotón único al mismo tiempo.

Supervisor de una instalación radiactiva (*Supervisor of radioactive installation*)

Persona con licencia otorgada por el Consejo de Seguridad Nuclear, que dirige el funcionamiento correcto de la Instalación y la actividad de los operadores. En un equipo TC esta figura recae en el radiólogo responsable de la exploración.

T

TAC *(Computed axial tomography)*

Tomografía axial computarizada. Este nombre ha sido, poco a poco, sustituido por el de TC.

Tamaño del pixel *(Pixel size)*

Es igual al tamaño del FOV dividido por el tamaño de la Matriz. El pixel puede ser cuadrado o rectangular. Supongamos un FOV de 12 cm x 12 cm y una Matriz de 512 X 512: tendremos un pixel cuadrado (120mm/512 x 120 mm/512 = 0,234 mm x 0,234 mm). Si trabajamos con un FOV de 16 cm X 12 cm y una Matriz de 512 x 512, por ejemplo, el pixel será rectangular (160 mm/512 x 120mm/512 = 0,312 mm x 0, 234 mm). Un FOV rectangular y una matriz rectangular pueden dar un pixel cuadrado (FOV = 24 cm x 12 cm y Matriz = 512 x 256; 240 mm/ 512 x 120 mm/256 = 0,469 mm x 0,469 mm).

Tamaño del punto focal *(Focal spot size)*

Tamaño del foco de rayos X. Influye en la resolución espacial siendo ésta mayor cuanto menor es el tamaño del punto focal.

Tasa de dosis absorbida *(Absorbed dose rate)*

Energía depositada en un punto por unidad de masa y unidad de tiempo. La unidad es el Gy/seg y sus submúltiplos.

Tasa de dosis equivalente (*Equivalent dose rate*)

Dosis equivalente en función del tiempo. La unidad es el Sv/seg y sus submúltiplos.

Tasa de infusión (*Infusion volume*)

Volumen de infusión. Volumen de contraste inyectado por unidad de tiempo (ml/seg).

TC (*CT*)

1. Tomógrafo Computarizado.
2. Tomografía Computarizada.

TC de alta resolución (*High resolution CT*)

Modalidad de Tomografía Computerizada que emplea cortes finos y un algoritmo de reconstrucción de alta resolución espacial.

TC de doble fuente (*Dual-source CT*)

Tomógrafo computerizado equipado con dos tubos de rayos X y con dos unidades de detección. Se le conoce con las siglas TCDF.

TC con realce de contraste (*CT with contrast enhancement*)

Estudio tomográfico en el que tras la administración de un medio de contraste (contraste iodado por vía intravenosa, soluciones diluidas de iodo por vía oral o por vía rectal) se produce "artificialmente" contraste entre las distintas estructuras que aparecen en las imágenes y que no serían visibles directamente en las exploraciones.

TC helicoidal (*Spiral CT*)

Técnica de adquisición de datos en la que durante el examen el tubo de rayos X gira de manera continua y, mientras lo hace, se produce un desplazamiento longitudinal simultáneo de la mesa del paciente, a velocidad constante, a través del haz rotatorio de rayos X. El término suele utilizarse para designar a los equipos de giro continuo con una única fila de detectores. También se le denomina TC espiral.

TC multicorte (*Multi Slice Computed Tomography = MSCT*)

TC multidetector (TCMD). TC volumétrico. Equipo de TC helicoidal con varias filas de detectores (4, 16, 32, 64, 80, 320), lo que permite la adquisición simultánea de múltiples cortes y consecuentemente el acortamiento del tiempo de examen, a la vez que se mejora la resolución temporal. Los que incorporan un mayor número de filas de detectores logran adquirir datos de órganos completos con tan solo una rotación del tubo de rayos.

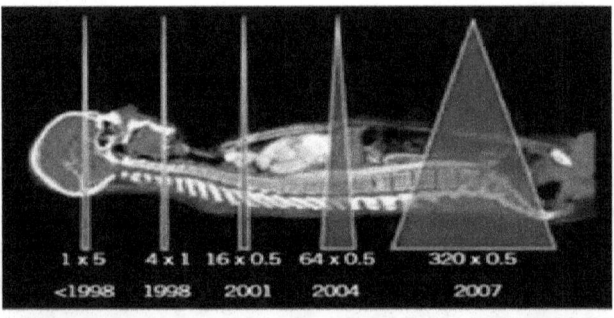

Evolución de la cobertura del haz de rayos a medida que aumenta el número de filas de detectores.

Técnica radiográfica (*Radiographic technique*)
En Tomografía Computarizada, factores de exposición seleccionados con la finalidad de obtener imágenes de calidad diagnóstica.

Telemedicina (*Telemedicine*)
1. Es el uso de la telecomunicación avanzada en el cuidado de la salud.
2. Según la OMS, la distribución de servicios de salud en la que la distancia es un factor crítico, donde los profesionales de la salud usan información y tecnología de comunicaciones para el intercambio de información válida para el diagnóstico, tratamiento y prevención de enfermedades o daños, investigación y evaluación, y para la educación continuada de los proveedores de salud pública, todo ello en interés del desarrollo de la salud del individuo y su comunidad.

Telerradiología (*Teleradiology*)
Forma de telemedicina consistente en la transmisión electrónica de imágenes radiológicas de una localización a otra con el propósito principal de interpretarlas o consultar un diagnóstico.

Termoluminiscencia (*Thermoluminescence*)
Fenómeno mediante el cual determinadas sustancias cristalinas, como el fluoruro de litio, el fluoruro de calcio o el sulfato de calcio, emiten luz al calentarlas a una temperatura inferior a la de incandescencia.

Tiempo de exploración (*Scan time*)
Tiempo de adquisición del estudio. Intervalo de tiempo entre el comienzo y el final de la adquisición de los datos de rayos.

Está formado por el tiempo de barrido o disparo y el tiempo de enfriamiento, es decir, el tiempo de espera entre corte y corte en el caso de un equipo convencional y entre volúmenes de barrido en equipos helicoidales.

Tiempo de barrido (*Exposition time*)

Tiempo de exposición. Es el tiempo de duración del disparo o lo que es lo mismo el intervalo de tiempo durante el cual se emite radiación y se adquieren todos los datos para la reconstrucción de las imágenes. En TC convencional el tiempo de exposición se refiere a cada corte individual; en TC helicoidal al tiempo total de adquisición de una secuencia.

Tiempo de espera (*Wait time*)

Es el período de tiempo que transcurre entre corte y corte en los equipos convencionales o de un volumen de barrido en los equipos helicoidales. Su duración dependerá de la técnica utilizada y de la región anatómica estudiada. En caso de estudios dinámicos con la utilización de medios de contraste, podemos reducir el tiempo de barrido y el tiempo de espera de forma que se efectúen disparos rápidos y sucesivos, aprovechando una sola pausa de apnea del paciente. A veces se le denomina tiempo de enfriamiento.

Tiempo de retardo (*Delay*)

Es el tiempo de espera entre el inicio de la inyección del medio de contraste y el inicio de la adquisición de los cortes tomográficos.

Tiempo de rotación (*Rotation time*)
Tiempo de giro. Intervalo de tiempo necesario para que el tubo de rayos complete una vuelta de 360° alrededor del objeto de examen. Ha ido disminuyendo a medida que han aparecido en el mercado equipos más sofisticados (desde 4 segundos en aparatos convencionales hasta 0,5 segundos en equipos multicorte).

Titular o responsable de una instalación (*Responsible for a radiological installation*)
Según el Reglamento de Instalaciones Nucleares y Radiactivas, persona natural o jurídica que dirige una instalación radiactiva.

Tomografía (*Tomography*)
Técnica de Diagnóstico por Imagen que permite obtener imágenes de distintos planos o secciones del cuerpo.

Tomografía Computarizada/TC (*Computed Tomography/CT*)
1. Técnica de diagnóstico por rayos X en la que, utilizando un haz de rayos muy colimado y una serie de detectores que recogen la radiación atenuada que emerge del paciente, se obtienen imágenes seccionales en cualquiera de los tres planos del espacio. Podemos encontrarla bajo la denominación de Tomografía Computerizada e incluso Tomografía Computada.
2. Exploración realizada con un Tomógrafo Computarizado.

Tomografía Computarizada multicorte con *gating* cardiaco (*Multislice computed tomography with cardiac gating*)

En determinados estudios cardiacos y de aorta, tomografía obtenida sincronizando la adquisición de los datos con el ciclo cardiaco del paciente.

Tomografía Computarizada multicorte con *gating* respiratorio (*Multislice computed tomography with respiratory gating*)

Tomografía obtenida sincronizando la adquisición de los datos con el ritmo respiratorio del paciente.

Tomógrafo (*Tomograph = Scanner*)

Del griego *tómos* (sección) y *grafos* (dibujo, imagen). Aparato utilizado en Diagnóstico por Imagen con el que se obtienen tomografías. Aunque generalmente el término se utiliza para referirse a los aparatos emisores de radiación X (TC), no hay que olvidar que los equipos de Resonancia Magnética también son tomógrafos. Lo mismo ocurre con los *PET* y los **SPECT.**

Tomógrafos computarizados (*Computerized scanners*)

Aparatos que utilizando una fuente emisora de rayos X (tubo de rayos) se emplean para obtener imágenes seccionales del cuerpo en distintos planos anatómicos (tomografías). Se les denomina indistintamente TAC, TC y CT.

Tomógrafos convencionales (*Conventional scanners*)

Tomógrafos secuenciales. Bajo esta denominación se incluyen todos los equipos de 1ª, 2ª, 3ª y 4ª generación, en los cuales los cortes se obtenían uno a uno avanzando la mesa entre corte y corte.

Tomógrafos de 1ª generación (*1st generation scanners*)

Son los primeros TC que se emplearon. Utilizaban un haz de rayos fino y delgado y contaban con un único detector ensamblado con el tubo de rayos, el cual se trasladaba a lo largo del paciente y giraba un grado entre sucesivas traslaciones. Para obtener un único corte, el tubo y el detector debían realizar 180 traslaciones (cada una de ellas separada por una rotación de 1°). Para obtener un corte se precisaban entre 4 y 5 minutos. Se utilizaron para explorar el cráneo.

Tomógrafos de 2ª generación (*2nd generation scanners*)

Utilizaban un haz de rayos en abanico. Contaban con una treintena de detectores colocados de forma lineal. Las rotaciones eran de 5° o 10° con lo que se requerían 36 o 18 traslaciones para adquirir una imagen de 180°. Obtener un corte precisaba del orden de 15 segundos. Se utilizaron, fundamentalmente, para exploraciones de cráneo.

Tomógrafos de 3ª generación (*3rd generation scanners*)

Utilizaban un haz en abanico y contaban con una fila de casi 1000 detectores. Para obtener un corte, el tubo de rayos y el conjunto de detectores giraba alrededor del paciente en un ciclo de 360°. Obtener una imagen llevaba, aproximadamente, 1 segundo. Se utilizaron para exploraciones de cualquier región anatómica.

Tomógrafos de 4ª generación (*4th generation scanners*)

Contaban con un anillo o corona de detectores (4000-5000) dispuestos en forma circular a lo largo del *gantry*. Utilizaban un haz de rayos en abanico que giraba y emitía radiación mientras los detectores permanecían fijos. Un estudio completo podía durar un minuto. Eran usados para explorar todas las regiones anatómicas.

Tomograma (*Tomography*)

Imagen seccional obtenida por medio de un Tomógrafo.

Topograma (*Scout*)

Imagen digital obtenida por traslación longitudinal del paciente durante una exposición de rayos X mientras el tubo permanece estacionario. Tiene un aspecto similar a una radiografía simple y se usa, fundamentalmente, para planificar los cortes o secciones de la región que se va a examinar. En los equipos que disponen de sistema de modulación automática sirve, también, para preseleccionar los valores de mAs en función de la atenuación.

Trabajador profesionalmente expuesto (*Professionally exposed worker*)

Cualquier persona que, por las circunstancias en que se desarrolla su trabajo, está sometida a un riesgo de exposición con posibilidad de recibir dosis superiores a alguno de los límites de dosis para miembros del público.

Trabajadores Profesionalmente Expuestos categoría A (*Professionally exposed worker category A*)

Aquellos trabajadores expuestos que "pueden recibir" una dosis efectiva superior a 6 mSv/año (o una dosis equivalente superior a 3/10 de los límites de dosis para el cristalino, la piel y las extremidades).

Trabajadores Profesionalmente Expuestos categoría B (*Professionally exposed worker category B*)

Aquellos trabajadores expuestos que es "muy improbable" que reciban dosis efectivas superiores a 6 mSv/año (o dosis equivalentes superiores a 3/10 de los límites de dosis para el cristalino, la piel y las extremidades). De acuerdo a esta clasificación, el personal que realiza su trabajo en Tomografía Computarizada estaría encuadrado en este grupo.

Transformación de Fourier (*Fourier transformation*)

Complejo método matemático utilizado para la reconstrucción de los datos brutos obtenidos en un estudio TC.

Trébol radiactivo (*Radioactive clover*)

Símbolo internacional para indicar que en una zona existe riesgo de irradiación y/o contaminación radiactiva. En función del riesgo de cada zona varía el color del mismo.

Tubo de Rayos X (*X-ray tube*)

Consiste básicamente en un cátodo y un ánodo situados dentro de un envase de vidrio en el que se ha practicado el vacío. El cátodo es un filamento de tungsteno que al ser calentado (al hacer discurrir por él una determinada intensidad de corriente) emite electrones. Aplicando una diferencia de potencial entre los dos electrodos, los electrones son acelerados hacia el ánodo (tungsteno/molibdeno). Unos chocan con él y otros son frenados bruscamente; como consecuencia de ello se produce la emisión de radiación electromagnética, con un espectro continuo de energías entre 15 y 150 KeV que es lo que conocemos como Rayos X.

Tubo fotomultiplicador (*Photomultiplier tube*)

Tubo de vacío destinado a convertir una señal luminosa en una señal eléctrica y que contiene esencialmente un fotocátodo y un multiplicador de electrones.

U

Unidades Hounsfield (*Hounsfield units = HU*)
Ver número TC. Se utilizan las siglas UH.

Unidades Técnicas de Protección Radiológica (*Radiological protection technical units*)
U.T.P.R. Entidades independientes de cualquier instalación radiactiva que realizan funciones de protección radiológica, en empresas titulares de instalaciones nucleares y radiactivas que lo solicitan, con carácter de servicio externo contratado.

Uniformidad (*Uniformity*)
Consistencia de los números TC en la imagen de un material homogéneo a lo largo de todo el campo de exploración. Desviaciones de la uniformidad degradan la calidad de la imagen por lo que es muy importante calibrar regularmente el equipo TC.

Uro-TC (*CT urography*)
Urografía TC. Técnica diagnóstica de Tomografía Computarizada Multidetectora para visualizar riñones, uréteres y vejiga mediante su examen con cortes finos con la administración de contraste iodado y adquisición de imágenes en la fase excretora renal. Además puede proporcionar información valiosa sobre otras estructuras abdominales y pélvicas. En los últimos años ha ido desplazando a la urografía excretora en el proceso de

diagnóstico de las enfermedades renales y de vías urinarias. La URO-TC tiene múltiples ventajas, la más importante es que ofrece una visión amplia y detallada de las vías urinarias al completo, por lo que aporta mayor información; pero a su vez tiene en contra el uso de altas dosis de radiaciones ionizantes.

Ventana (*Window*)

Una ventana es el resultado de transportar linealmente los valores de un rango de densidades de la escala Hounsfield (12 bits y 4096 niveles) para ser representados en una escala de grises de 32 niveles (5 bits). Ello es así porque el ojo humano solo puede distinguir a simple vista un máximo de 32 niveles diferenciados de gris

Ventana de cerebro (*Brain window*)

Ventana en la que el centro o nivel debe situarse próximo a la densidad media del tejido cerebral (+35 UH) y ha de ser muy estrecha y, por tanto, de alto contraste (80-100 UH).

Ventana de hueso (*Bone window*)

Ventana cuyo centro se sitúa alrededor de las +300 UH y tiene una anchura aproximada de 1500 UH.

Ventana de partes blandas (*Soft tissue window*)
Ventana cuyo centro se encuentra en torno a las +50 UH con una anchura de más o menos 350 UH.

Ventana de pulmón (*Lung window*)
Ventana en la que el centro estará aproximadamente en -200 UH y la anchura será más o menos de 2000 UH.

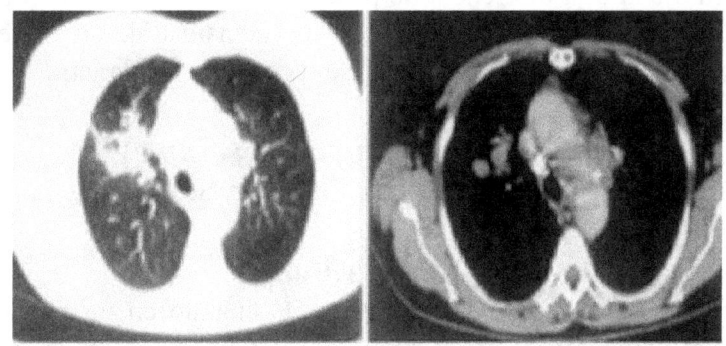

Ventana de pulmón   Ventana de mediastino

Vigilancia radiológica o dosimétrica (*Dosimetric surveillance*)
Medición de la dosis o la contaminación, por razones relacionadas con el control de la exposición a la radiación o a substancias radiactivas, e interpretación de los resultados.

Vigilancia sanitaria especial (*Special health surveillance*)
Seguimiento médico que hay que realizar en caso de superación, o sospecha fundada de superación, de alguno de los límites de dosis establecidos.

Visor de imágenes (*Pictures viewer*)

En la interfaz de usuario (consola del TC), pequeña ventana en la que el Técnico va visualizando las imágenes a medida que éstas van apareciendo.

Voltio (*Volt*)

Unidad de potencial eléctrico y tensión eléctrica (diferencia de potencial) en el Sistema Internacional de Unidades. Se define como la diferencia de potencial a lo largo de un conductor cuando una corriente con una intensidad de un amperio utiliza un vatio de potencia. Se representa con la letra V.

Volumen de inyección (*Injection volume*)

Cantidad de medio de contraste a inyectar. Se expresa en ml.

Volumen parcial (*Partial volume*)

Efecto que aparece en la imagen TC cuando en un mismo voxel coinciden dos estructuras de distinta absorción de rayos X. En estos casos el ordenador realiza una media de los valores de ambos en el voxel, y el pixel representa esa media. Es un artefacto denominado artefacto por volumen parcial.

Volume rendering = VR

Representación de volumen. Representación volumétrica de una imagen bidimensional conseguida a partir de una serie de complejos cálculos matemáticos. Dichos cálculos proporcionan sensación de profundidad y la "ilusión" de una tercera dimensión en una imagen bidimensional representada en la pantalla del monitor del TC.

Vóxel (Voxel = *Volume element)*

1. Unidad de volumen de la imagen.

2. Equivalente del pixel en un objeto 3D.
3. Pixel por espesor del corte.

Vóxel isotrópico (*Isotropic voxel*)
Aquel cuyos lados son iguales en las tres dimensiones del espacio. También se le denomina vóxel isocéntrico.

Vóxel anisótropo (*Anisotropic voxel*)
Aquel cuyos lados son desiguales en las tres dimensiones del espacio.

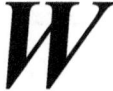

Wolframio (*Wolfran*)
Elemento químico de número atómico 74. Se trata de un metal que cuenta con el punto de fusión más elevado de todos los metales y el punto de ebullición más alto de todos los elementos químicos conocidos. Son precisamente estas características las que hacen que el cátodo y el ánodo de muchos tubos de rayos X estén fabricados con este metal. Se le conoce, también, como tungsteno.

Y

Yodo (*Iodine*)

Elemento químico perteneciente al grupo de los halógenos, de símbolo I y número atómico 53. En forma de sales, es el medio de contraste utilizado regularmente en distintas modalidades de diagnóstico por imagen (Angiografía, Urografía y Tomografía Computarizada).

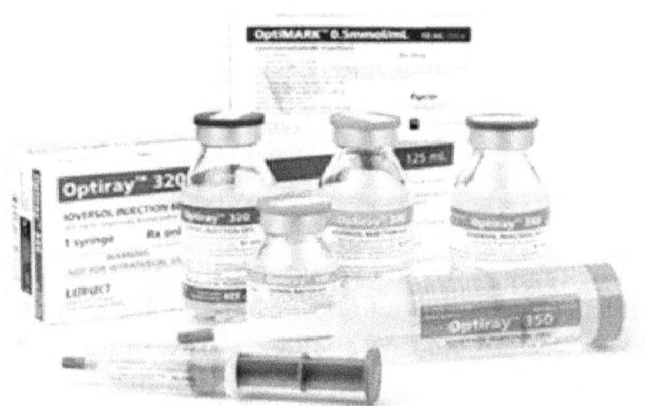

Medios de contraste yodados

Z

Zona controlada (*Controlled area*)

Aquella en la que existe la posibilidad de recibir dosis efectivas superiores a 6 mSv/año oficial o una dosis equivalente superior a 3/10 de los límites de dosis equivalente para el cristalino, la piel y las extremidades. El color del trébol es verde sobre fondo blanco. Las salas de exploración de Tomografía Computarizada se consideran zonas controladas.

Zona de acceso prohibido (*Restricted area*)

Aquella en la que existe el riesgo de recibir, en una exposición única, una dosis superior a los límites anuales de dosis. El color del trébol es rojo sobre fondo blanco.

Zona de libre acceso (*Free access area*)

Aquella en la que es improbable recibir dosis efectivas superiores a 1 mSv/año oficial o una dosis equivalente superior a los 1/10 de los límites de dosis equivalente para el cristalino, la piel y las extremidades. No se señaliza, por lo que no existe ningún trébol para ella.

Zona de permanencia limitada (*Stay limited area*)

Aquella en la que existe el riesgo de recibir una dosis superior a los límites anuales de dosis. El color del trébol es amarillo sobre fondo blanco.

Zona de permanencia reglamentada (*Stay regulated area*)

Aquella en la que existe el riesgo de recibir, en cortos periodos de tiempo, una dosis superior a los límites anuales de dosis. El color del trébol es naranja sobre fondo blanco.

Zona vigilada (*Supervised area*)

Aquella en la que existe la posibilidad de recibir dosis efectivas superiores a 1 mSv/año oficial o una dosis equivalente superior a 1/10 de los límites de dosis equivalente para el cristalino, la piel y las extremidades. El color del trébol es gris azulado sobre fondo blanco.

Zonas señalizadas (*Marked areas*)

Zonas o áreas de trabajo en las que, por existir riesgo de irradiación y/o contaminación, debe existir señalización específica advirtiendo de dicho riesgo. De menor a mayor riesgo son las siguientes: zona vigilada (trébol gris), zona controlada (trébol verde), zona de permanencia limitada (trébol amarillo), zona de permanencia reglamentada (trébol naranja) y zona de acceso prohibido (trébol rojo).

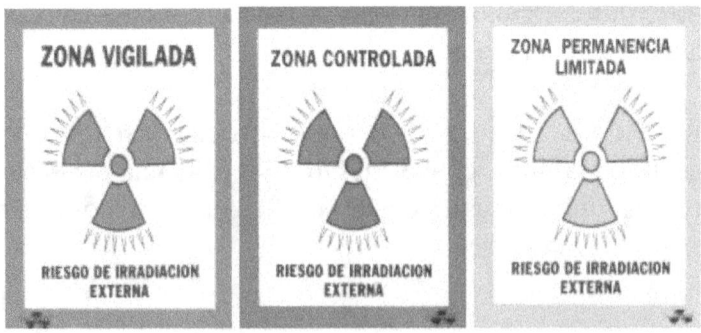

BIBLIOGRAFÍA

Autores

BUSHONG, S.C.: Manual de Radiología para Técnicos. Elsevier. 9ª edición.

CALVO PÉREZ, E.: Protección Radiológica en Diagnóstico por Imagen.- Glosario de términos básicos. ISBN: 9781520748139.

CALZADO, A; GELEIJNS, J.: Tomografía Computarizada. Evolución, principios técnicos y aplicaciones. Diciembre 2010.

FLEITAS ESTÉVEZ, I.: Curso de Protección Radiológica en Tomografía Computarizada. Influencia de parámetros técnicos de Adquisición y Reconstrucción en la Calidad de Imagen y la Dosis. Abril 2013.

GARCÍA CARTAYA, PEDRO.: Principios técnicos de la tomografía axial computarizada. 2008.

GORDILLO GUTIÉRREZ, I.: Calidad de imagen en TCHMC. Hospital General Universitario Gregorio Marañón. HOFER, M.: Manual Práctico de TC. Introducción a la TC. Editorial Médica Panamericana. 5ª edición.

RAMÍREZ RIBELLES, C.; SÁNCHEZ FUSTER, M.A.; PAMIES GUILABERT, J.: Contrastes yodados de utilización en Radiología. Elsevier Doyma. 2014.

RODRÍGUEZ, RICARDO; CALZADO CANTERA, ALFONSO; MÉNDEZ FERNÁNDEZ, RAMIRO.: Glosario de términos más usados en Tomografía Computarizada.

Legislación española

REAL DECRETO 1132/1990, DE 14 DE SEPTIEMBRE: Protección radiológica de las personas sometidas a exámenes y tratamientos médicos (B.O.E. de 18 de septiembre de 1990).

REAL DECRETO 783/2001, DE 6 DE JULIO: Reglamento sobre protección sanitaria contra las radiaciones ionizantes (B.O.E. de 26 de septiembre de 2001).

REAL DECRETO 815/2001, DE 13 DE JULIO: Justificación del uso de las radiaciones ionizantes para la protección radiológica de las personas con ocasión de exposiciones médicas.

REAL DECRETO 1085/2009, DE 3 DE JULIO: Reglamento sobre instalación y utilización de aparatos de rayos X con fines de diagnóstico médico (B.O.E. de 18 de julio de 2009).

REAL DECRETO 1976/1999: Criterios de calidad en radiodiagnóstico.

Páginas Web

https://es.wikipedia.org/wiki/Wikipedia

http://www3.gehealthcare.com/

http://www.healthcare.siemens.com/

http://www.philips.com/

http://www.radiologyinfo.org/

http://www.toshibamedicalsystems.com/

Sociedades

International Commission on Radiological Protection (ICRP)

International Commission on Radiation Units & Measurements (ICRU)

Sociedad Española de Radiología Médica (SERAM)

www.ingramcontent.com/pod-product-compliance
Lightning Source LLC
Chambersburg PA
CBHW051324170526
45166CB00002B/671